健康中国——中医药防治肿瘤丛书

林丽珠　主编

三师而行，远离前列腺癌

林丽珠　陈壮忠　朱　可◎编著

医师 厨师 禅师

广东高等教育出版社
Guangdong Higher Education Press
·广州·

图书在版编目（CIP）数据

三师而行，远离前列腺癌 / 林丽珠，陈壮忠，朱可编著. —广州：广东高等教育出版社，2018.7（2020.4 重印）
（健康中国——中医药防治肿瘤丛书 / 林丽珠主编）
ISBN 978 - 7 - 5361 - 6176 - 4

Ⅰ. ①三… Ⅱ. ①林… ②陈… ③朱… Ⅲ. ①前列腺疾病 - 癌 - 防治 Ⅳ. ① R737.25

中国版本图书馆 CIP 数据核字（2018）第 111722 号

好的课微信公众号　　好的课网

★特别说明：本书用到的视频请关注“好的课”微信公众号，注册并登录后，使用“扫一扫”扫描相应的二维码，即可获得视频资源。也可以打开网站“好的课”（www.heduc.com），在“学习资源”页面搜索“健康中国——中医药防治肿瘤丛书”，打开并下载。

出版发行	广东高等教育出版社 地址：广州市天河区林和西横路 邮编：510500　营销电话：（020）87553335 http://www.gdgjs.com.cn
印　　刷	华睿林（天津）印刷有限公司
开　　本	787 毫米 ×1 092 毫米　1/16
印　　张	7
字　　数	104 千
版　　次	2018 年 7 月第 1 版
印　　次	2020 年 4 月第 3 次印刷
定　　价	28.00 元

主编简介

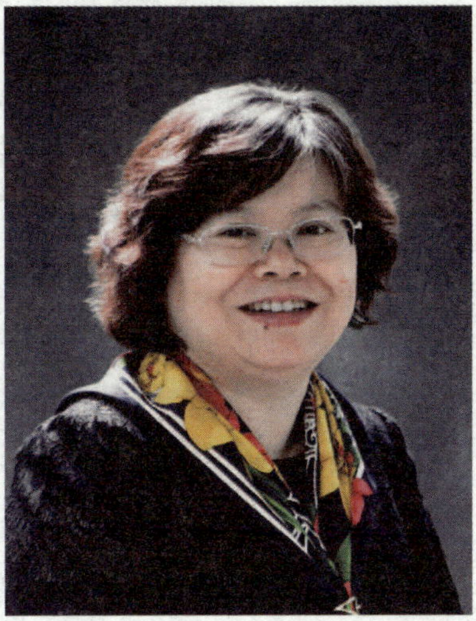

林丽珠，广东省汕头市人，广州中医药大学第一附属医院肿瘤中心主任、教授、博士生导师，肿瘤教研室主任，国内著名中西医结合肿瘤学专家。担任广东省重点学科中西医结合临床医学学科带头人，卫生部临床重点专科学术带头人，全国中医肿瘤重点专科学术带头人；国家食品药品监督管理总局（CFDA）药物评审咨询专家；兼任世界中医药学会联合会癌症姑息治疗研究专业委员会会长，中国民族医药学会肿瘤分会会长，中国中西医结合学会肿瘤专业委员会副主任委员，中国康复医学会肿瘤康复专业委员会副主任委员，广东省中医药学会肿瘤专业委员会主任委员，南方中医肿瘤联盟主席等。主持国家“十五”攻关项目、“十一五”支撑计划及国家自然科学基金等课题20余项，获教育部科技进步一等奖等多个奖项。荣获“国务院政府特殊津贴专家”“广东省名中医”“广东省首批中医药领军人才”“中国好医生”“全国最美中医”“广东省优秀临床科主任”等称号，2015年当选全国先进工作者，2017年当选党的十九大代表。

林丽珠工作30余年，始终坚持以患者为中心，倡导“中西结合、带瘤生存、人文关怀”理念，为无数晚期癌症患者带来生命的希望。科研上攻坚克难，硕果累累；教育上含辛茹苦，桃李满天下，带动岭南、辐射全国。构建肿瘤人文病房，成立肿瘤康复俱乐部，组建“天使之翼”志愿服务队，被誉为“让绝症患者不绝望的好医生”。

丛书主编

林丽珠　广州中医药大学第一附属医院

丛书编著者（按姓氏笔画排序）

左　谦　广州中医药大学

付源峰　广州中医药大学

朱　可　广州中医药大学第一附属医院

孙玲玲　广州中医药大学第一附属医院

李佳殷　广州中医药大学第一附属医院

肖志伟　广州中医药大学第一附属医院

余　玲　广州中医药大学第一附属医院

余榕键　广东省人民医院

张少聪　广州中医药大学第一附属医院

张景涛　广东省中山市陈星海医院

陈壮忠　广州中医药大学第一附属医院

林丽珠　广州中医药大学第一附属医院

林洁涛　广州中医药大学第一附属医院

胡　蓉　平安健康互联网医学中心

蔡陈浩　广州中医药大学第一附属医院

翟林柱　广州中医药大学第一附属医院

序

妙手起沉疴，慈心著丰篇

近闻林丽珠教授主编的“健康中国——中医药防治肿瘤丛书”即将付梓，我先睹为快，阅后觉耳目一新。

作为临床医生，平时忙于探索治疗疾病的优势方案以提高临床疗效，关注学术前沿以开拓治疗思路，有所心得写而为文，也多是专业论著，限于行内交流。如何向老百姓宣传医学的知识，使他们更加了解关于肿瘤的那些事儿，呵护宝贵生命，从而避免闻癌色变，进入防治误区呢？现代医学泰斗裘法祖院士曾说：“让医学归于大众。”医生的职责不仅仅是治病，还应该肩负起普及医学知识的社会责任。但将高深芜杂之专业知识科普化、大众化，又岂是容易之事？林丽珠教授的众弟子，均为扎根一线的医生，驭繁为简，历经三载，呕心沥血，终成“健康中国——中医药防治肿瘤丛书”，开启了肿瘤防治知识科普化的新篇章。

21 世纪以来，传染性疾病在很大程度上受到控制，由于人类寿命的延长，老龄化社会的到来，肿瘤疾病遂成为常见病、高发病之一，其流行形势严峻，病死率、致残率高，给个人、家庭、国家带来巨大的痛楚和压力。各国政府每年投入大量的人力、物力对肿瘤疾病进行研究。随着研究的深入，我们正逐步揭开肿瘤疾病的面纱，肿瘤防治也有了长足的进展。因此，2006 年世界卫生组织将肿瘤疾病定义为一种慢性疾病，可防可治，许多肿瘤患者得到及时医治，生活质量大大提高，生存时间也得以延长，治愈的病例不胜枚举。

但在我国，由于健康教育的普及不够，老百姓对肿瘤疾病缺乏正确的防治意识，缺乏行之有效的防治常识。一旦生病，或病急乱投医，或自暴自弃，或讳疾忌医，或迷信民间偏方及保健品等，而对于正规医院的系统医治却有抵触之心，因此常常造成失治、误治、延治，屡屡给生命财产造成损失，无不让人扼腕叹息。

中医药学对肿瘤的防治历史悠久，源远流长，内容博大精深，具有完整的理论体系及丰富的临床实践经验。《黄帝内经》曰：“是故圣人不治已病治未病，不治已乱治未乱，此之谓也。”明确提出了“预防为主、防治结合”的思想，该思想指导着中医药学千百年来的临床实践，积累了丰富的经验。在漫长的历史长河中，中医药学为炎黄子孙防治恶疾、延年益寿做出卓越贡献，所得经验如繁花散落于古籍之中，点缀了中国几千年的文明。

中华人民共和国成立以来，在继承历代医家运用中医药学防治肿瘤的临床经验上，广大中医药工作者发皇古义，去伪存真，并积极吸收现代医学防治肿瘤的知识，形成了新的中西医防治肿瘤理论。在该理论的指导下，医务工作者积极利用一切手段防治肿瘤，并逐步形成和建立了中西医结合肿瘤防治体系，有利于提高中医对肿瘤疾病的防治水平，推广中医药在全球防治肿瘤领域的应用。

林丽珠教授为广州中医药大学第一附属医院肿瘤中心主任，行医三十余载，妙手仁心，大医精诚，诊治屡起沉疴，救人于癌肿苦痛之中。俗话说“授之以鱼，不如授之以渔”，林丽珠教授不仅重视临床实践，还身体力行做了许多防治肿瘤的科普推广工作。其与国医大师周岱翰教授合著的《中医肿瘤食疗学》出版后即一售而罄，2009 年获广州市第二届优秀科普作品积极创作奖，为年度畅销书。林丽珠教授多次受邀主讲防癌科普知识，如“礼来网络大讲堂——肺癌患者教育”“云山大讲堂——防治肿瘤 · 三师而行”“治疗肿瘤，别把中医当成最后的救命稻草”等，受到广大民众的欢迎。

本套丛书从临床实践出发，注重通俗实用，就 12 个常见的肿瘤病种，结合临床病例，用生动有趣的语言，将深奥难懂的恶性肿瘤防治知识通俗化，矫正民众在对防治肿瘤的认识上存在的误区，从而学会正确合理防治恶性肿瘤的方法。

本丛书的出版对宣传肿瘤的防治意义非常，可供普通读者、医学生以及医务人员等参考，故乐为之序。

戊戌六月于羊城

目录

引　子

（一）和前列腺癌做斗争的名人

2015 年上半年，新加坡领导人的健康问题一下子成了国际政坛关注的重点。总理李显龙被查出患上前列腺癌，于 2015 年 2 月接受了手术治疗。经过医护人员的悉心照料，2015 年 5 月 1 日李显龙宣布已经成功摆脱前列腺癌。国家领导人的健康牵动了新加坡国民的心。

纳尔逊·曼德拉，南非前总统，2001 年被确诊患前列腺癌，虽然多次病危，但他仍然顽强地战胜疾病，多次站在世人的面前。2002 年他宣布，他的癌症已经完全治愈。

前列腺癌是男性比较常见的恶性肿瘤之一，这种恶性肿瘤在美洲和欧洲发病率远远高于亚洲，英、美等国的发病率最高。患者不乏政绩赫赫的政治人物，也有腰缠万贯、富可敌国的经济大亨，在与前列腺癌的较量中，他们有的成功，有的失败了，有的还在继续战斗着。

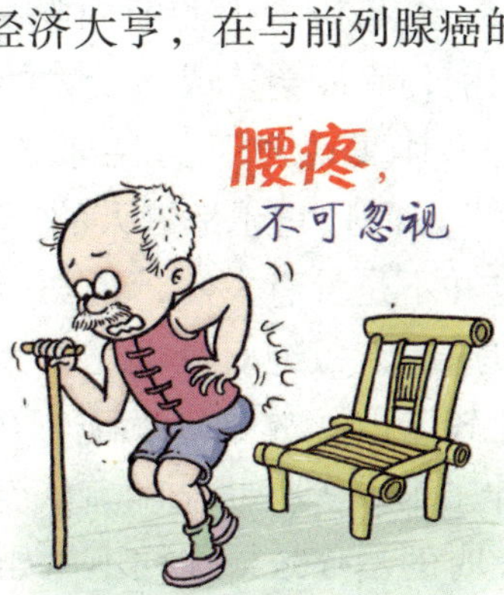

（二）前列腺癌，男士们可真不能大意

前列腺癌并非名人的“专利”，在普通百姓中也十分常见，但遗憾的是，

大家对它的警惕性不高，常常会忽略疾病的一些报警信号。让我们来看看以下几个病友的故事。

案例一：俞大爷，65 岁，广州人，最近几年来总是感觉小便很不舒服，夜尿次数多，小便点滴不尽，拉了还想拉。“前列腺增生嘛！男人老了都是这样，都是老年病啊！”俞大爷总是这么想，刚开始不重视。谁知道情况越来越严重，俞大爷自行到药房买了治疗前列腺增生的药物服用，但是服药一段时间后也不见好，每次小便都要半个小时，最后还出现腰痛不适。他以为是腰椎间盘突出，做了很多理疗，都不见好，病情还逐步加重。俞大爷很是痛苦，这才在儿女的陪伴下，到医院做了全面的检查。结合相关检查结果，医生怀疑是前列腺癌骨转移，需要马上住院治疗。“怎么会是这样呢？”俞大爷一家难以置信，不知所措。

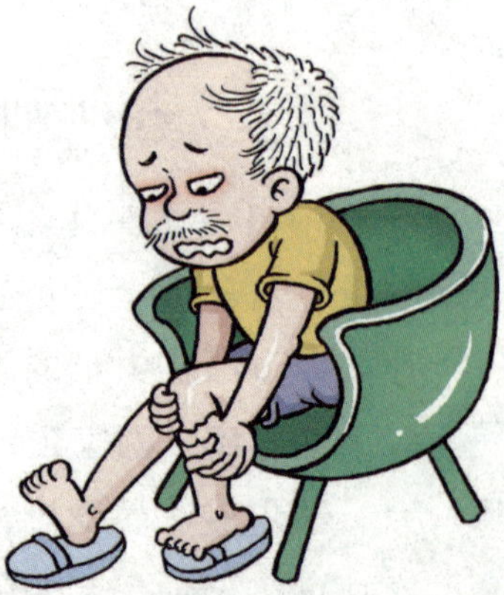

案例二：郝大爷，85 岁，因“反复腰痛不适 10 余年，加重 1 个月”就诊。郝大爷 10 年来反复腰痛，休息后症状可以缓解。本以为是常见的腰椎间盘突出，他也没有留意，想着这么大年纪了，谁没个腰腿疼痛的啊，就在门诊服用一些药物治疗，病情也是反反复复的。1 个月前郝大爷上洗手间时，不慎滑倒，爬不起来，家人赶忙将他送到医院，拍 X 线片提示恶性肿瘤骨转移，伴有压缩性骨折。全面检查后确诊为“前列腺癌多发骨转移”，已经失去手术的机会，家里人也拒绝接受抗肿瘤的其他治疗。郝大爷的症状一天天加重，两个月后不治身亡。

这核桃大小的前列腺在人体的诸多器官中只算得上是弹丸之地，为何前列腺癌会造成这么大的危害？

其实，对于男性来说，前列腺癌早就是潜伏在身上的一个“杀手”，而且它还是男人的“专病”。我国的发病率虽较欧美各国为低，但也并不是没有发病，近 20 年来亦有上升趋势，由于我国人口基数大，所以患病人数绝对值也比较大。本病发病年龄主要在 50 岁以后，早期症状比较隐匿，故难以发现。当肿瘤发展到一定程度，则出现尿频、尿急、排尿困难等症状。随着病情的进一步发展，出现转移症状时已属晚期，此时的治疗效果往往不尽如人意。

医师篇

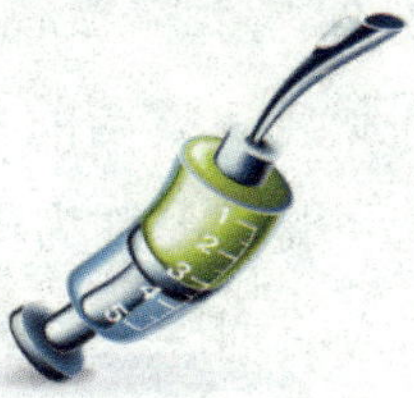

医师指导，合理用药
早期诊断，早期治疗
中西并重，早日康复

一、认识前列腺癌

（一）揭秘前列腺

前列腺是男性特有的性腺器官，位于膀胱颈的下方，包绕着膀胱口与尿道结合部位，体表投影大概就在小腹“丹田”[肚脐下 3 寸（寸指的是同身寸，等于个人食指、中指、无名指和小指并拢，以中指第二横纹为准，4 横指作为 3 寸）]的地方。前列腺是不成对的实质性器官，由腺组织和肌组织构成。前列腺上端横径约 4 cm，垂直径约 3 cm，前后径约 2 cm。表面包有前列腺囊。囊与前列腺之间有前列腺静脉丛。前列腺呈前后稍扁的栗子形，上端宽大称为前列腺底，邻接膀胱颈。下端尖细，位于尿生殖膈上，称为前列腺尖。底与尖之间的部分称为前列腺体。体的后面较平坦，在正中线上有一纵行浅沟，称为前列腺沟。

前列腺有 5 个叶，即前叶、中叶、后叶和左右两侧叶。中叶呈楔形，位于尿道与射精管之间。前列腺位于膀胱与尿生殖膈之间。前列腺底与膀胱颈、精囊腺和输精管壶腹相邻。前方为耻骨联合，后方为直肠壶腹。小儿的前列腺甚小，性成熟期腺部迅速生长。老年时，前列腺退化萎缩。如腺内结缔组织增生，则形成前列腺肥大。

前列腺表面有一层被膜，其内有较多的弹性纤维和平滑肌，这些成分可伸入腺内，组成前列腺的支架，前列腺的实质由 30～50 个复管泡状腺组成，共有 15～30 条导管开口于尿道精阜的两侧，按腺体的分布，可分成黏膜腺、黏膜下腺和主腺。

（二）核桃大小的前列腺功能可不小

都说前列腺很重要，甚至说是“命根”的核心，那么前列腺究竟有什么作用呢？前列腺虽然只有核桃大小，且位于腹部深处，但功能却是很强大的。中医认为，前列腺属于“肾—膀胱系统”的一部分，在男性的生长、发育、衰老的过程中都发挥着重要的作用，具有温煦肾阳、滋养肾阴的作用，是男性雄风展现不可缺少的一个器官。前列腺有以下五方面的功能。

第一，外分泌功能。前列腺是男性最大的附属性腺，亦属人体外分泌腺之一。它分泌前列腺液，参与组成精液，对精子正常的功能具有重要作用，对生育非常重要。前列腺液的分泌受雄性激素的调控，其生理功能主要有促进受精卵的形成、激发精子的活力、促进精液的液化、提高精子的成活率、维持生殖泌尿系卫生等。

第二，内分泌功能。前列腺内含有丰富的5α－还原酶，可将睾酮转化为更有生理活性的双氢睾酮。双氢睾酮在良性前列腺增生症的发病过程中起重要作用。通过阻断5α－还原酶的分泌，可减少双氢睾酮的产生，从而使增生的前列腺组织萎缩。

第三，控制排尿功能。前列腺包绕着尿道，与膀胱颈贴近，构成了近端尿道壁，其环状平滑肌纤维围绕尿道前列腺部，参与构成尿道内括约肌。如果发生排尿冲动，伴随着逼尿肌的收缩，内括约肌则松弛，使排尿顺利进行。

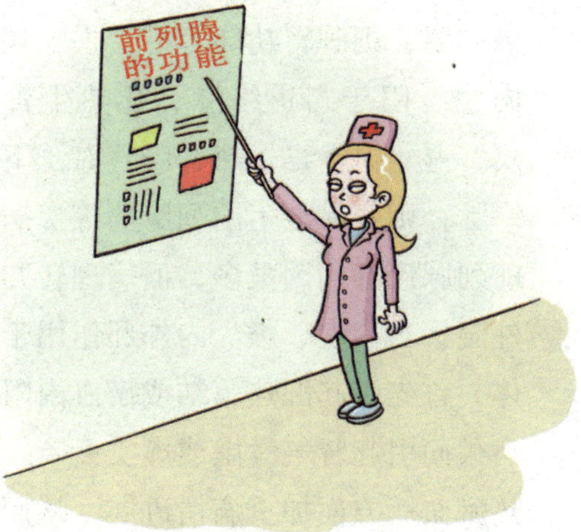

第四，运输功能。尿道和两条射精管从前列腺中穿过，当射精时，前列腺和精囊腺的肌肉收缩，可将输精管和精囊腺中的内容物经射精管压入后尿道，进而排出体外。

第五，前列腺能提高性生活的质量。前列腺内布满大量的神经网和神经末梢，因此是一个性敏感部位，能够激发性冲动和性兴奋，从而有利于性生活的和谐。

现代中医认为，前列腺具有“奇恒之腑”的特点。前列腺具有五脏“藏而不泻，满而不能实”及六腑“泻而不藏，实而不能满”的功能特点，既能藏精存液，又能泻精泌液，亦藏亦泻，相辅相成。前列腺所分泌、储存的前列腺液是精液的重要组成部分，起着护精养精，促精液化的重要功能，是精子活动的物质基础，是性欲之火。附属的精囊腺也是藏泻兼具器官，既分泌精囊液，又是藏精之所，在性交高潮时，通过前列腺和精囊的共同节律性收缩而最终把精液排出精道，完成性和生殖两大功能。精充欲强，精足思泻，精满自溢，泻精以求嗣，射精以图快；泻过欲降，精减火弱，养精蓄锐，以图再泻。所以男性前列腺是“精海”，是实现生殖和性生活两大功能的重要脏腑，是肾阴、肾阳功能体现的靶器官之一。因此，一旦前列腺出现病变，对男性的健康来说，影响是深远的。

（三）前列腺癌的危险因素

中医认为，肾气虚衰，肾阴肾阳不足，则人体容易滋生前列腺癌等多种疾病。随着年龄的增长，人到中年，先天肾气逐步亏虚，如果饮食习惯改变，饮食不洁或不节，嗜好辛辣肥腻，则脾胃功能容易受损，痰湿内生，阻于窍道络脉，化热生毒，痰、湿、瘀、毒、热，胶着滞于下焦络脉，则容易滋生前列腺癌等疾病。前列腺癌的病因虽多，但病理转归不外湿、热、瘀、虚。内外邪作用于人体，首先引起湿热蕴结或瘀血内阻，病久而引起肾气亏虚或虚实夹杂。湿热瘀血一方面加重病情进展，从而出

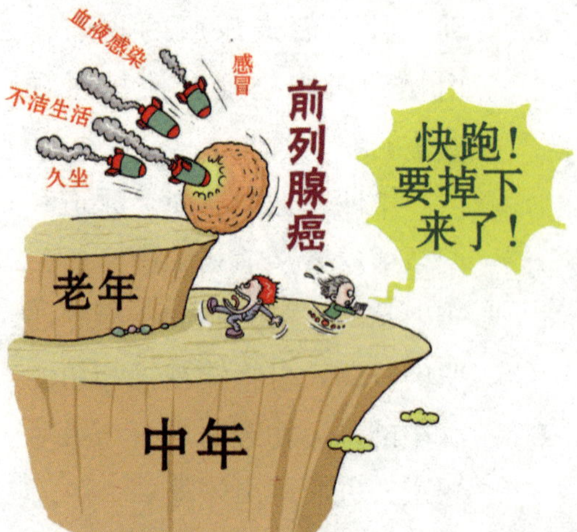

现一系列变化，如淋巴道转移或血道转移；另一方面，又影响了脏腑功能失调，从而气血亏损，体质衰弱，无力抵抗病邪，致病情日渐加重。因此，湿热、瘀血是本病致病之源，脏腑功能失调是本病发展恶化之本，而肾脏亏虚是发病的内在条件。

前列腺癌的确切病因至今尚未明确，可能由多种因素作用于人体而产生。目前通过流行病学调查，总结出与前列腺癌发生相关的危险因素有以下6个方面。

1. 年龄

年龄是与前列腺癌发生相关的主要的危险因素之一。在小于40岁的男性中前列腺癌非常少见，但随着年龄的增长，前列腺癌的发病率急剧上升，绝大多数前列腺癌患者的年龄大于65岁。在40岁以后年龄每增加10岁，前列腺癌的发病率就几乎加倍，50～59岁男性患前列腺癌的危险性为10%，而80～89岁男性患前列腺癌的危险性陡增至70%。据统计，50岁以下男性很少患前列腺癌，50～60岁发病约占前列腺癌的1/3，70岁以上约占1/2，80岁以上约占3/4。

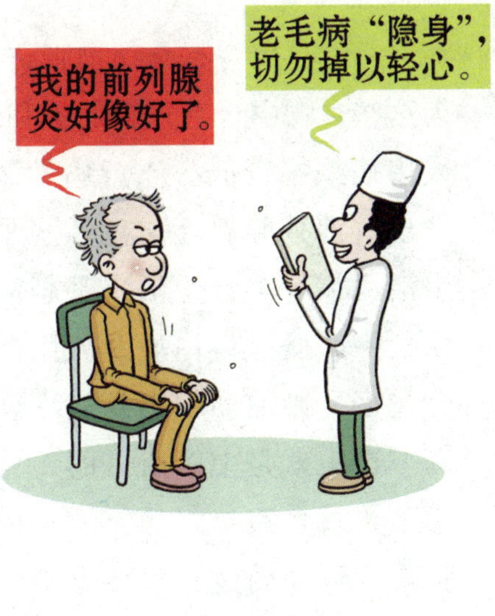

2. 家族史

如果有1个直系亲属患前列腺癌，那么患前列腺癌的概率就会比普通人群高1倍；如果有2个，将会高3倍。这表明前列腺癌的发生可能与体内的一个或是一组基因相关，只是这些基因到目前为止还没有被完全鉴定出来，科学界目前一直致力于寻找这些导致疾病的基因。

3. 人种

据统计，前列腺癌的发病率在北欧各国居男性肿瘤的第一位，目前北欧前列腺癌的发病率已经超过美国，成为威胁男性健康第一位的肿瘤。前列腺癌在非洲裔美国人（即美国黑种人）中的发病率最高，其次是西班牙人和美国白种人，而前列腺癌的发生率在世界范围内最低的是非洲黑种人。美国的亚裔男性前列腺癌的发病率低于白种人，但明显高于亚洲的本土男性。虽然黄种人的前列腺癌发病率还未达到欧美国家的水平，但无论是中国大陆，中国台湾、香港，还是日本、韩国、新加坡，前列腺癌的发病率都呈现逐年上升的趋势。

4. 饮食

经常食用含有高动物脂肪食物的男性也是前列腺癌的易发人群，因为这些食物中含有较多的饱和脂肪酸，而平时饮食中富含蔬菜和水果的人患病概率较低。流行病学调查发现，前列腺癌还与生活水平和生活习惯有关，生活水平越高，饮食中脂肪、蛋白质及胆固醇成分越多，则前列腺癌发病率就越高。这也就是中医所讲的，饮食不节，过食痰热之品，饮食内伤脾胃，痰浊内生，痰瘀毒结，滞于络脉，日久生癌。

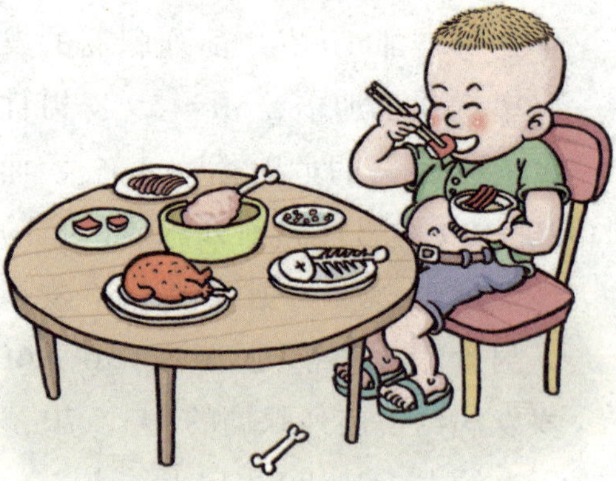

5. 雄激素水平

有研究发现，雄激素可以促进前列腺癌的生长，因此体内雄激素水平高也是前列腺癌的可能诱因之一。睾丸不发育或没有睾丸的人（比如中国古代皇宫里的太监、泰国的“人妖”）不发生前列腺肥大，也不发生前列腺癌，说明前列腺癌与男性激素（雄激素）密切相关。

视觉和心理的性刺激过多会使雄性激素分泌旺盛，也是前列腺癌的一个发病因素。初次性生活发生年龄比较早，性生活过于频繁，纵欲过度或者长期禁欲，也会增加患前列腺癌的风险。

6. 其他

研究结果表明，吸烟、饮酒、肥胖、离婚或丧偶，以及经常饮用高热量饮料、食用红肉和久坐不动、缺少运动是患前列腺癌的危险因素；而多吃青绿蔬菜、水果和豆类食品则是重要的保护因素。此外，环境中的多种因素也与前列腺癌有一定的关系。

（四）前列腺癌的主要症状

早期前列腺癌症状不是很明显，有以下症状就要警惕前列腺癌。

1. 排尿障碍

排尿困难、尿流变细或尿流偏歪、尿流分叉、尿程延长、尿频、尿急、尿痛、尿意不尽感等，严重时尿滴沥及发生尿潴留。

相对前列腺增生来说，早期两者区别不大。前列腺增生多见于老年患者，如果不加以干预，症状反反复复；前列腺癌排尿障碍症状相对年轻化一些，且加重幅度较前者明显，随着肿瘤增大甚至有完全无法排尿的情况出现。

2. 疼痛

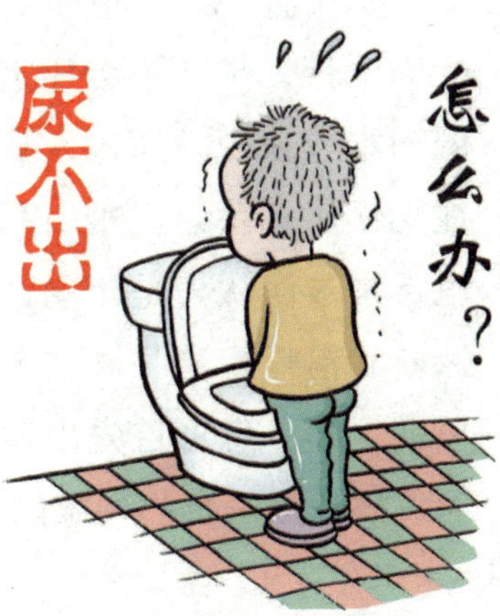

会阴部、腰部、骶部、臀部、髋部疼痛是最常见的，且疼痛剧烈难忍。

这可能是前列腺癌区别于前列腺增生最大的地方。前列腺癌出现上述部位的疼痛，刚开始为会阴部夜间酸胀性疼痛，随着肿瘤增大，压迫神经，症状就越来越明显，发作频率也越来越密集，甚至难以忍受。前列腺增生的部分患者有时候也会出现会阴部隐痛不适，但程度一般较轻，持续时间较短，发作频率较低，且和个人自我感觉有关。

3. 肿瘤转移症状

在前列腺癌患者中转移很常见。约有 1/3 甚至 2/3 的患者在初次就医时就已有淋巴结转移，多发生在髂内、髂外、腰、腹股沟等部位，可引起相应部位的淋巴结肿大、疼痛及下肢水肿胀痛不适；肿瘤侵袭内脏器官，导致体表反射区隐痛不适，称之为“内脏痛”；晚期肿瘤患者可能会出现多处骨转移，导致疼痛、腰部酸胀等不适。

4. 全身症状

疼痛对患者饮食、睡眠和精神的影响，排尿不畅、疼痛造成的心理压力，生活质量的下降，对疾病的恐惧和担心，这些都长期折磨着患者，导致其出现寝食难安、日渐虚弱、消瘦乏力、进行性贫血、恶病质或肾功能衰竭等全身症状。

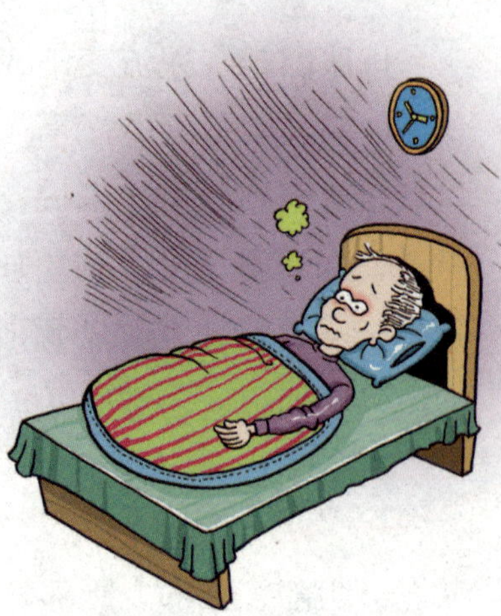

《2015 中国肿瘤登记年报》显示，2011 年中国前列腺癌新发病约 4.9 万例，居恶性肿瘤第九位，主要发生在 60 岁以上的老年人且有年轻化趋势。由于前列腺位置隐蔽，癌变部位多发生于后叶周围带，早期不会压迫尿道而引起排尿困难等表现，所以发病早期和中期往往无任何症状，很难引起患者的警惕；即使有所不适，如排尿困难等，也常常被误认为是年老肾虚的表现，或前列腺肥大所致，进而延误早期诊断和治疗。当肿瘤增大到一定程度，对尿道产生压迫时，往往已不是早期。不少患者首先出现骨痛，发现远处骨转移病灶，经检查后才发现原发病灶是来自前列腺的。

（五）前列腺癌的发病现状

据统计，1970 年以来前列腺癌的发病率和死亡率一直在上升，2002 年全球约有 67.9 万人患前列腺癌。2008 年全球前列腺癌新发病例约 91.4 万，2012 年全球新增前列腺癌为 110 万左右，约占男性癌症发病率的 15%，发病率为 31.2/10 万，在世界范围内前列腺癌已升至恶性肿瘤发病的第四位。前列腺癌发病率居全世界男性恶性肿瘤第二位，在欧美，前列腺癌是男性癌症死亡的主要原因之一。前列腺癌的发病率地区分布不均衡，亚洲、非洲相对发病率较低，只是“相对”，并不是说亚洲人和非洲人极少发病；欧美为多发病地区，在北欧各国占男性肿瘤发病率的第一位，在美国仅次于肺癌居第二位，其中又多见于黑人、新西兰及瑞典的白人。据美国癌症协会统计，2013 年美国约有 238 590 例新发前列腺癌，占男性新发癌症病例的 28%，29 720 人死于前列腺癌。但是随着社会和医疗的发展，前列腺癌死亡率有逐步下降的趋势（1994 年到 2001 年间每年降低 4.1%）。

在我国，近年来前列腺癌发病率明显增加。流行病学数据显示，我国男性人口前列腺癌发生率从 1988—1992 年的 1.96/10 万，增加到 2009 年的 9.92/10 万。虽然这一发病率与其他肿瘤相比还相对较低，但对于城市男性来说，在所有肿瘤中前列腺癌的发病率居第九位，且由于我国人口基数大，患癌人数绝对数并不少见，应引起民众和政府有关部门的高度关注。近年随着早期前列腺癌的不断检出以及直肠指检及前列腺特异性抗原（PSA）等的采用，诊断治疗水平得到很大提高。值得注意的是，我国前列腺癌发病率在城乡之间存在较大差异，特别是大城市的发病率更高，2008 年、2009 年城市人口与农村人口前列腺癌发病率之比分别是 3.7∶1 和 4.4∶1，而 2009 年北京、上海、广州的前列腺癌发病率更是分别达到 19.30/10 万、32.23/10 万和 17.57/10 万。

二、前列腺癌的诊断与防治

（一）PSA 升高对诊断前列腺癌有何意义

相对于其他肿瘤患者来说，前列腺癌患者无疑又是幸运的，因为目前有一个公认的、有效的指标可以用来诊断早期前列腺癌，那就是 PSA（前列腺特异抗原），它可以敏感地确定前列腺癌的发生。正常男性血中 PSA 含量很少，一旦前列腺癌变，肿瘤细胞的增殖会分泌更多的 PSA 进入血液中，导致血液中 PSA 值升高，因此可从 PSA 值来反映人类有无患上前列腺癌。一般认为 PSA 超过 10 ng/mL 已有诊断意义，PSA 与前列腺癌分期、分级均有关，指标越高，诊断的价值将越大。

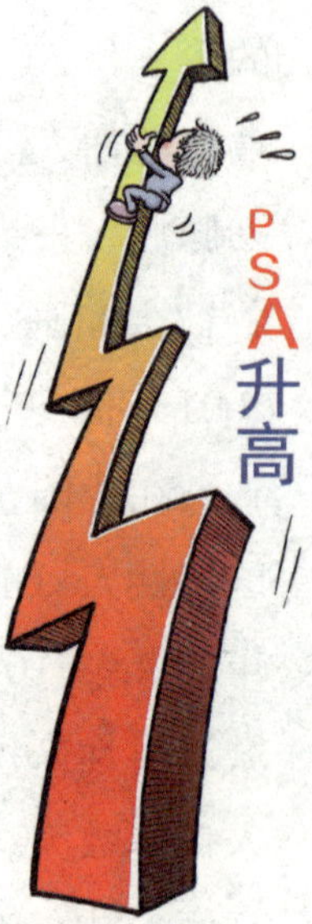

由美国和瑞典科研人员进行的研究显示，男性在 50 岁之前进行 PSA 检测，可以提前 25 年预测前列腺癌的发生。与直肠指诊、直肠超声检查比较，PSA 具有测定结果客观、定量、无昼夜变化、不受检查者技术影响，以及测定方法更易为患者接受等优点。在多数情况下，PSA 检测可以在前列腺发病初期就发现肿瘤，使更多的前列腺癌患者获得根治性手术的机会，提高肿瘤的治愈率。

当然，并不是说所有 PSA 升高的人就患有前列腺癌，患前列腺炎或者前列腺增生的人，PSA 也会轻度升高。所以当发现 PSA 升高之后，也要配合直肠指检、前列腺彩超、电子计算机断层扫描（CT）、核磁共振（MRI）来辅助诊断。当这些检查都提示患者患有前列腺癌的时候，还需要进行病理检查来确诊是否真的患有前列腺癌。

（二）前列腺癌为什么要做直肠指检

PSA值升高，是不是就是前列腺癌呢？不是的，PSA跟前列腺癌关系密切，但PSA值升高并不等于患前列腺癌。诊治前列腺疾病的时候，医生往往会进行直肠指检（DRE）。“前列腺癌和直肠有什么关系，为什么要进行直肠指检？”有的患者会这样问。

直肠指检在前列腺癌的早期诊断中极为重要，其准确率可达50%～70%。在前列腺癌高发地区，对中老年男性定期进行直肠指检，将使很多患者得到早期诊断及根治的机会。前列腺直肠指标是诊断前列腺癌最直接的方法之一。前列腺癌的直肠指检表现为腺体增大、坚硬结节、凹凸不平、中央沟消失、腺体固定，有时侵及肠壁。若指检在前列腺上发现一硬结时，不论其分布部位、突出于腺体与否、是否规则都应想到前列腺癌的可能性。如对45岁以上的人群做直肠指检普查可早期发现前列腺癌并可提高根治手术率。当直肠指检前列腺部触及硬结，在50岁以上者50%为癌；如硬结延及精囊，前列腺边缘分界不清者70%为癌，但尚有10%～20%的前列腺癌患者直肠指检体征不明显，需要进一步依靠其他检查手段来确诊。

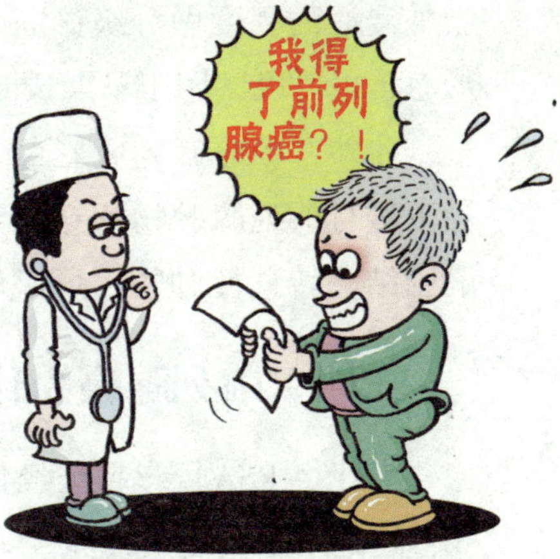

很多男性朋友由于怕羞，觉得直肠指检比较尴尬、麻烦，对直肠指检有排斥心理，在体检中往往会忽视或跳过这项检查，从而导致很多前列腺癌患者错过最佳治疗时机，这是非常遗憾的。

（三）前列腺癌为什么要做彩超检查

“要如何才能发现早期前列腺癌呢？”经常有人如此咨询医生。其实很简单，要想早期发现潜在的前列腺疾病，B超检查必不可少。这是为什么呢？

一般在体检的时候，医生都会优先选取 B 超来诊断前列腺疾病。这是因为 B 超具有无创，操作简单、方便，便宜等优点，有助于前列腺癌的筛查。它包括经腹、经直肠两种检查方式。普通 B 超或彩色 B 超特制圆形超声探头，可扫描出前列腺的切面并反映出是否有病变。声像图早期呈形态不齐的小山形或不整形，左右两侧不对称，包膜回声杂乱、断裂等。晚期可见内部回声不均一，呈块状光团。声像图可估计肿瘤浸润程度，浸润所在光点明显衰减；晚期累及直肠壁时可见直肠壁僵硬、被压、不整齐。其不规则的回声图像可以与前列腺增生鉴别，还可把向被膜外浸润的程度做分级诊断。这就可以客观地记录前列腺增大的程度和形态，也可以试用于早期诊断。

此外，普通 B 超或彩色 B 超在临床上应用日益广泛，可以在 B 超引导下进行前列腺肿物的穿刺活检来明确肿物性质。对于腹腔、盆腔肿大淋巴结，转移性肿物，肝脏转移性肿物也有一定的检查和鉴别意义。

（四）前列腺癌为什么要做前列腺穿刺活检

为什么 PSA、彩超已经怀疑为前列腺癌，还要做穿刺活检才能确诊呢？这是不是重复检查呢？

1. 前列腺穿刺活检

前列腺穿刺活检当然不是重复检查，也不是可有可无的检查，而是非常重要的、必不可少的检查。

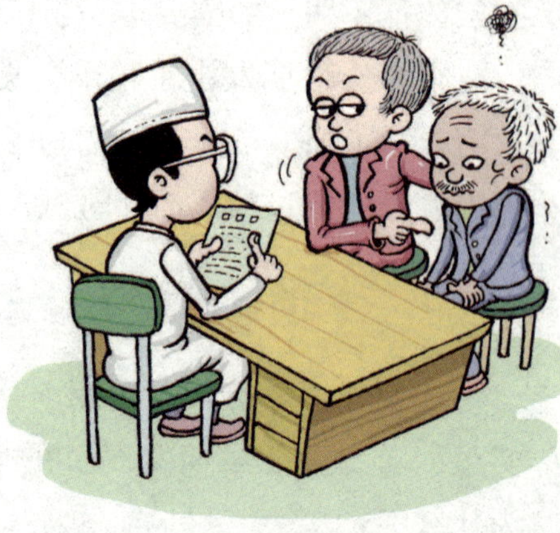

因为直到目前，虽然 PSA 对诊断前列腺癌具有很好的参考意见，影像学检查也在不断发展，但是病理诊断是确诊恶性肿瘤的金标准。前列腺活体组织检查能提供细胞学诊断依据，对前列腺癌的诊断具有重要意义。

常用方法有：穿刺、抽吸、经

尿道和经会阴切开活检等。经直肠穿刺前列腺活检术已成为最常用的方法，其诊断准确率可达80%～95%，损伤也比较小。经尿道镜切开活检适用于前叶的癌、伴有前列腺增生的潜伏性癌和临床疑有癌而穿刺或抽吸活检阴性者。

一旦医生认为血清 PSA 升高但不能排除前列腺癌时，患者最好接受前列腺穿刺活检进行病理诊断。

2. 前列腺活检的注意事项

（1）前列腺穿刺活检是不会引起肿瘤转移的。根据全球文献统计学结果，穿刺活检并不引起穿刺道种植或转移，因而如医生建议进行活检时，患者不需要对此疑虑，应采取积极配合的态度。

（2）穿刺前患者需要做一些适当的准备工作。要先进行验血检查，判断是否存在血小板减少、出血倾向等穿刺的禁忌征象。应用阿司匹林、波立维、低分子肝素等影响凝血药物的患者，需要停药 1 周以上再进行穿刺，以避免不必要的出血。同时心电图检查也是十分必要的。

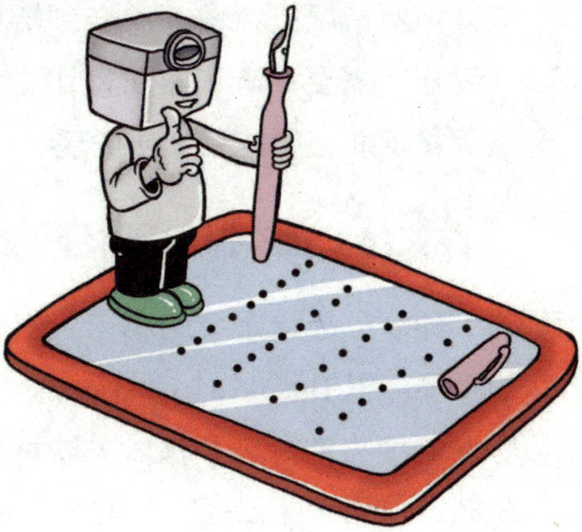

（3）穿刺前，医护人员还应对患者及家属进行相关的健康教育，并签署知情同意书。穿刺前患者应禁食禁水 6 小时，以减少静脉麻醉可能造成的呕吐、胃内容物误吸等不良反应。

（4）穿刺后当天尽量少下床活动，一般建议 24 小时卧床休息，穿刺后 3 周内严禁做剧烈腰部活动。

（5）穿刺后 6 小时内应常规监测血压、脉搏、尿色、皮肤血色、腰腹部症状及体征。

（6）前列腺穿刺术后并发症中最常见的是出血，可常规给予止血药物。需要注意的是，前列腺穿刺后可能会出现血尿情况，一般来说若每次排尿，前段小便有些血尿都属于正常现象，尤其是早晨第一次排尿的颜色可能会深些，血尿的症状基本在 1 周内可以逐渐缓解。预防性地应用抗生素可能会降低感染的发生。一般发热、寒战、尿路感染等可对症治疗。

（7）穿刺结束后如发现显著的直肠出血，可以将大小合适的阴道棉条润滑后塞入直肠留置几小时。

（8）如果穿刺后出现头晕、脸色苍白、出冷汗，或持续高热，并伴会阴部疼痛，可能为尿道损伤较严重，需及时就诊。

对于惧怕疼痛的患者来说，可以选择将原有的局部麻醉以及经直肠进行的非麻醉改为静脉麻醉，这种技术可以使患者在完全没有疼痛的情况下完成该创伤性操作。

一般情况下，前列腺穿刺活检安全，创伤较小，但也可能会有一些并发症，需要患者和家属密切注意。行前列腺穿刺时，如出现出血、感染等并发症，应注意加强护理。

（五）前列腺癌病理的 Gleason 分级是什么意思

肿瘤分级最重要的临床价值在于对肿瘤的生物学行为以及治疗预后的预测。以 Donald F. Gleason 命名的前列腺癌的 Gleason 分级系统与前列腺癌的生物学行为和预后关联良好，逐渐得到承认，使用日渐广泛，成为制定前列腺癌治疗方案的重要参考指标，并在 1993 年为世界卫生组织所推荐。20 世纪 90 年代以来，美国癌症综合网推荐的前列腺癌治疗指南中，Gleason 分级、PSA 水平和肿瘤分期是决定治疗方案的最重要的指标。2004 年版世界卫生组织（WHO）“泌尿与男性生殖系统肿瘤分类”已将 Gleason 分级纳入。

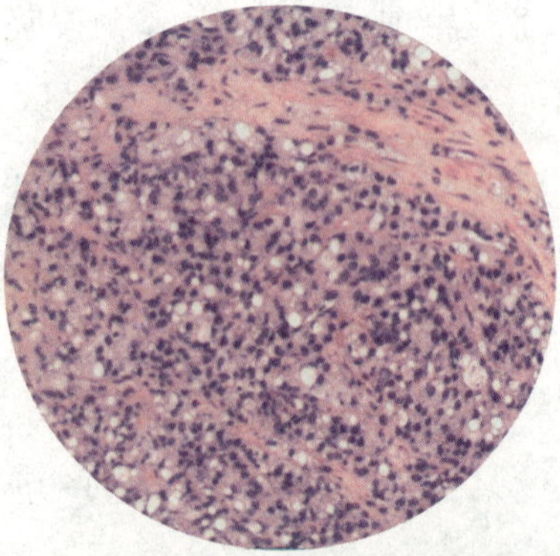

1. Gleason 分级

在诊断的基础上，给予前列腺癌准确的分级（Gleason 分级），是后续治疗和提示预后的重要参考指标之一。Gleason 分级系统是根据腺体结构分为五种不同分化程度的结构形式（也称为级别）。其以主要和次要结构形式或级别，即最占优势的和次之的结构形式或级别，相加来获得 Gleason 分数或总和加以报告。

Gleason 1：癌肿极为罕见，其边界很清楚，膨胀型生长，几乎不侵犯基质，癌腺泡很简单，多为圆形，中度大小，紧密排列在一起，其胞浆和良性上皮细胞胞浆极为相近。

Gleason 2：癌肿很少见，多发生在前列腺移行区，癌肿边界不太清楚，癌腺泡被基质分开，呈简单圆形，大小可不同，可不规则，疏松排列在一起。

Gleason 3：癌肿最常见，多发生在前列腺外周区，最重要的特征是浸润性生长，癌腺泡大小不一，形状各异，核仁大而红，胞浆多呈碱性染色。

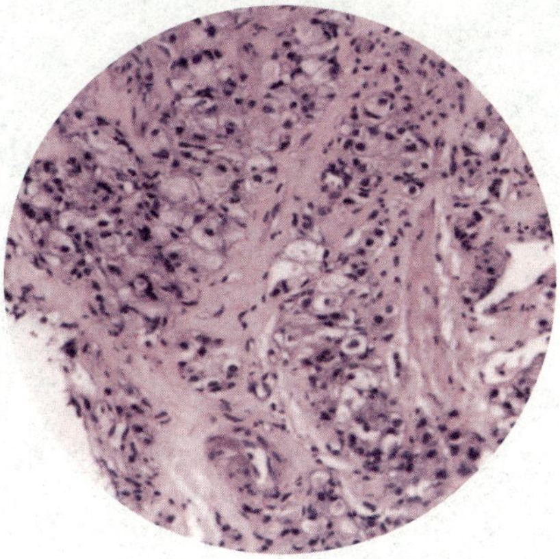

Gleason 4：癌肿分化差，浸润性生长，癌腺泡不规则地融合在一起，形成微小乳头状或筛状，核仁大而红，胞浆可为碱性或灰色反应。

Gleason 5：癌肿分化极差，边界可为规则圆形或不规则状，伴有浸润性生长，生长形式为片状单一细胞型或者是粉刺状癌型，伴有坏死，癌细胞核大，核仁大而红，胞浆染色可有变化。

2. Gleason 分级的临床意义

Gleason 分级系统经大量的病例研究，已成为前列腺癌诊断和预后一项重要的独立指标，不但与肿瘤浸润范围、淋巴结转移及远处转移等分期指标密切相关，且对治疗后（激素治疗或手术治疗）的效果有一定的预测作用。临床具体应用过程中，根据标本来源的不同，Gleason 分级系统临床价值有所差异。

（1）根据腺体分化程度，按5级评分（第1级1分，分化好；每递升1级增加1分；第5级5分，为未分化）。

（2）在同一前列腺癌中通常各部分之间的分化程度不同。所以，前列腺癌的Gleason分级包括了主要和次要两种生长方式，次要生长方式是指此种结构不占肿瘤的主导地位，但占5%以上，将主要和次要生长方式的级别相加即为总分。如Gleason分级4＋3＝7。如果肿瘤仅有一种成分则为3＋3＝6。

（3）积分为2、3、4分者相当于高分化腺癌；5、6、7分者相当于中分化腺癌；8、9、10分者相当于低分化或未分化癌。

（4）Gleason分级适用于前列腺腺癌，不适用于腺鳞癌、尿路上皮癌。

多年来，随着临床的发展，人们对前列腺癌的一些特征有了更深刻的认识，前列腺癌的Gleason分级应用日益广泛，也逐步发生一些变化。

（六）为什么要给前列腺癌分期

医生，我亲属的前列腺癌是早期，还是晚期？有没有得治疗？如果他的病是晚期，我们就不治疗了！

在诊治恶性肿瘤的时候，经常有患者或其家属会这样咨询医生。这表明大家都知道，恶性肿瘤的分期对它的诊断治疗具有很大的指导意义，但临床上的分期远远不止“早期、晚期”这么简单。

1. 前列腺癌的分期

为什么要给前列腺癌分期呢？给前列腺癌进行分期的目的是指导选择治疗方案和评价前列腺癌的预后，做好相关的防治措施。前列腺癌的临床分期主要依据PSA、穿刺活检阳性针数和部位、CT、核磁共振（MRI）、ECT骨扫描以及盆腔淋巴结切除术病理结果综合考虑后来评判。前列腺癌的分期有助于了解病变范围，判断预后及拟订治疗方案。

目前对于前列腺癌的分期，有北美地区比较常用的 A–D 分期系统和国际抗癌协会（UICC）推荐使用的 TNM 分期系统。这两种分期方法大致对应，TNM 分期系统在欧洲使用较为广泛，其中“T”表示前列腺癌原发部位肿瘤的发展程度；“N”表示是否侵犯至邻近淋巴结；而“M”则表示远处脏器有没有肿瘤转移。TNM 分期系统的特点是分期更为精确，但应用时较为复杂，需要在临床医生的指导下进行全面评估，才能更科学地评估肿瘤的预后和治疗方案的选择。

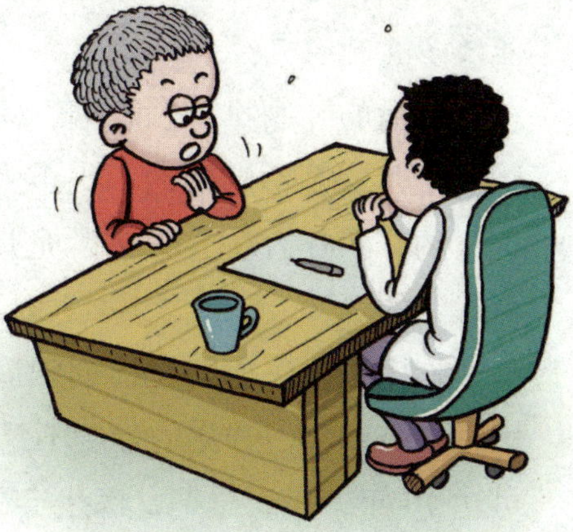

前列腺癌的发展过程差异很大，各期前列腺癌的发展并不一定按第Ⅰ期（A）至第Ⅳ期（D）顺序进行。第Ⅰ期癌可长期停留于该期，亦可跳跃转变为第Ⅲ期（C）或第Ⅳ期（D）。第Ⅱ期（B）、第Ⅲ期（C）的癌发展亦如此。

前列腺癌的分期，文献统计数据分别为 A 期占 10%～20%；B 期占 25%；C 期占 25%；D 期占 30%。这说明前列腺癌被发现时半数以上已经不是局部的病变，而且临床分期常低于实际病变范围。

2. 前列腺癌的预后判断

研究发现，前列腺癌自然生存期为 31 个月；经过积极治疗，第Ⅰ期发生远处转移的概率为 8%～20%，5 年生存率 90%～95%；第Ⅱ期 30%～40% 在 5 年内发生远处转移，5 年生存率 60%～70%；第Ⅲ期 50% 在 5 年内发生远处转移，5 年生存率 30%～40%；第Ⅳ期 5 年生存率约为 20%，10 年生存率低于 10%。随着社会和医疗的发展，前列腺癌的死亡率不断下降，生存率不断提高，总体预后越来越好。

（七）如果发现是晚期前列腺癌怎么办

医生，患者的前列腺癌是早期，还是晚期，还有没有得治疗？他还能活多长时间呢？

所谓的肿瘤早期、晚期，只是老百姓通俗的说法而已，这种说法在医学上其实是不严谨的。很多人认为晚期肿瘤就没必要治了，其实不是这样的，治疗方法有很多，尤其是前列腺癌，即使是晚期，疗效还是值得肯定的。

临床上，医生会把前列腺癌分成几个级别。如果肿瘤局限在前列腺里，没有转移，分化的程度不是很差，患者年龄在70岁以下或预期寿命可达10年，病属早期，医生会考虑将前列腺切掉，然后根据病理和影像学的结果，考虑是否进一步治疗。如果到了晚期，肿瘤已经突破到前列腺的包膜，出现淋巴结、肝、骨、肺等器官的转移，切除前列腺肯定是不合适的。这个时候，对患者来说最佳的治疗方案就是内分泌治疗，也可以考虑行放射性粒子植入术、氩氦刀冷冻消融术、射频消融术等，必要时还可以进行姑息性化疗、放疗来控制肿瘤，同时在治疗过程中，配合中医药治疗来稳定瘤体、减轻症状及治疗的副反应，防止复发转移。经过一系列治疗，患者的症状往往能得到较好的控制，生存质量得到较好的保证，即所谓“带瘤生存”。

（八）与前列腺癌症状相似的疾病有哪些

为什么前列腺癌会失诊、漏诊呢？这主要与前列腺癌特殊的解剖位置和功能有关。由于前列腺位于男性盆腔底部，早期缺乏典型的症状，不容易被觉察；同时，由于我国民众普遍对体检不重视，对于一些疾病的科普知识认识不足，容易忽略疾病的早期筛查。此外，前列腺为男性的生命之脉，涉及个人隐私，患者有前列腺疾病却难以启齿，未能及时就诊排除。

前列腺癌容易和多种疾病相混淆，使人造成错觉，贻误治疗。与前列腺癌相似的病症主要有以下几种。

1. 前列腺增生

前列腺增生可出现与前列腺癌相似的症状，但患者一般状况好，排尿困难有反复，症状加重不明显。直肠指检的时候，可发现前列腺腺体呈弥漫性增大，表面光滑，有弹性，无硬结。酸性磷酸酶不增高，血清 PSA 不升高或者升高不明显。

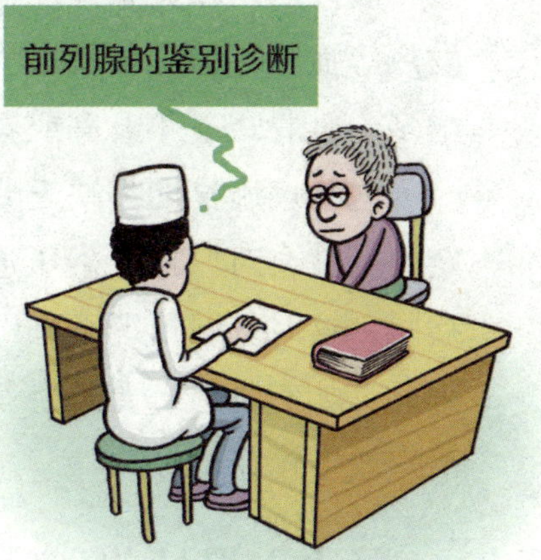

2. 前列腺结石

前列腺结石因前列腺有质地坚硬的结节与前列腺癌相似。但前列腺结石做直肠指检时，有时可获得摩擦声，X 线照片、CT、MRI 检查可见耻骨联合附近有结石阴影。血清 PSA 一般正常。

3. 前列腺结核

前列腺结核一般表现为有结核病史或合并有泌尿系其他部位结核，同时多伴有消瘦、盗汗、低热等全身症状。直肠指检可发现前列腺腺体稍增大，较硬，有结节。尿中可直接查到结核杆菌。血清 PSA 不升高或者升高不明显。

4. 前列腺肉瘤

与前列腺癌症状相似，但前列腺肉瘤发病以年轻人较多，前列腺肉瘤虽有前列腺肿大，但质地柔软如囊性。活体组织检查可以确诊。血清 PSA 不升高或者升高不明显。

5. 前列腺纤维硬结

前列腺纤维硬结多为慢性前列腺炎症，长期不愈，有纤维组织增生，局部有结节，仅限于包膜内，硬韧有抵抗。与前列腺癌的主要区别在于酸性磷酸酶不升高，前列腺活体组织检查无肿瘤改变。血清 PSA 一般不升高。

6. 慢性前列腺炎急性发作

慢性前列腺炎急性发作时尿路症状与前列腺癌相似，有时伴有全身发热等症状。但腺体稍增大，质稍硬，中间沟存在，前列腺液中白细胞增多。血清 PSA 不升高或者升高不明显。

这些疾病早期都缺乏典型的临床特征，晚期则由于前列腺增大到一定程度就会对尿道产生压迫，最终导致尿频、尿急、尿痛，甚至尿血等症状，这时一般情况下已经不再是早期前列腺疾病了，治疗比较棘手。因此，如有不适，要及时就诊，采取正确的诊断方法来确诊疾病，早期治疗效果较好。

（九）慢性前列腺炎是否会发展为前列腺癌

慢性前列腺炎是一种前列腺的慢性病，常反复发作，迁延难愈，使许多男性患者非常困扰。而癌症发生的原因之一就是慢性炎症长期刺激的结果。那么长期的前列腺慢性炎症会不会发展成为前列腺癌呢?

根据调查，尚未发现慢性前列腺炎患者群中前列腺癌的发病率高于普通人群的报告。因而慢性前列腺炎患者不必杞人忧天，背上担心会患前列腺癌的心理包袱。只要平时采取措施加强预防，积极配合医生治疗，那么慢性前列腺炎是可以治愈的。

（十）前列腺按摩能否治疗前列腺癌

所谓前列腺按摩疗法就是通过定期对前列腺按摩、引流前列腺液，排出炎性物质而达到解除前列腺分泌液淤积，改善局部血液循环，促使炎症吸收和消退的一种疗法，主要用于辅助治疗慢性前列腺炎。但前列腺按摩对于前列腺癌患者并不适合，它有可能导致肿瘤的出血、扩散，目前医学界普遍认为前列腺癌患者不能进行前列腺按摩。

（十一）手术切除为何是治疗前列腺癌的首选方法

将前列腺肿瘤和周围恶性组织完整切除的方法，称之为前列腺癌根治术，是目前前列腺癌常用的治愈性治疗方法之一。经过根治性手术治疗后，很多患者可以获得疾病治愈，长期生存。

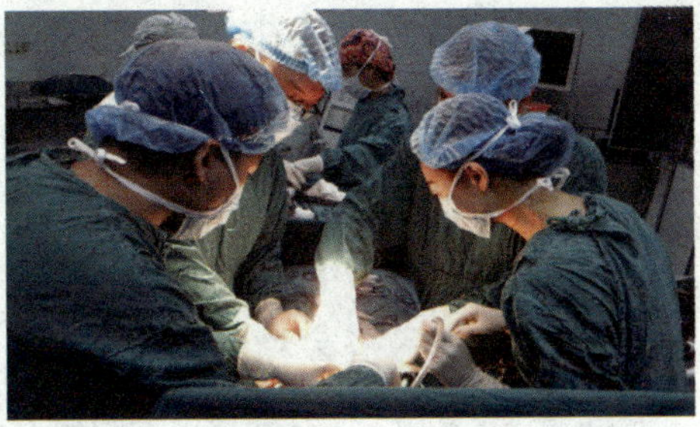

那么，哪些患者适合做前列腺癌切除术呢？对于高度恶性的前列腺癌，直肠指检前列腺肿块局限于前列腺内，肿瘤与直肠黏膜并无浸润而能推动者，无转移症状者，患者一般情况良好能胜任手术者都可以优先考虑前列腺癌切除治疗。

目前，前列腺癌手术主要包括经耻骨后前列腺切除术和经会阴前列腺精囊切除术。前列腺癌手术治疗的适应证有以下几点。

1. 临床分期

适应于局限前列腺癌，临床分期 T1～T2c 的患者。对于 T3 期的前列腺癌尚有争议，有主张对 T2c 和 T3 给予新辅助治疗后行根治术，可降低切缘阳性率。

2. 预期寿命

预期寿命在 10 年及以上者则可选择根治术。

3. 健康状况

前列腺癌患者多为高龄男性，手术并发症的发生率与身体状况密切相关。因此，只有身体状况良好，没有严重的心肺疾病的患者才适合做根治术。

4. PSA 或 Gleason 评分高危患者的处理

对于 PSA ＞ 20 或 Gleason 评分≥ 8 的局限性前列腺癌患者，符合上述分期和预期寿命条件的，根治术后可给予其他辅助治疗。

手术禁忌证：①患有显著增加手术危险性的疾病，如严重的心血管疾病、肺功能不良等。②患有严重出血倾向或血液凝固性疾病。③患者已有淋巴结转移（术前通过影像学或淋巴活检诊断）或骨转移。④患者预期寿命不足 10 年。

尽管手术没有硬性的年龄界限，但 70 岁以后伴随年龄增长，手术并发症及死亡率将会增加。

总而言之，从理论上讲第Ⅰ期和第Ⅱa 期前列腺癌是进行手术的最佳时机，患者要及时治疗才好。

此外，在前列腺癌局部需进行根治手术时，应注意盆腔淋巴情况，并进行盆腔淋巴结探查手术。对分化良好的局灶性前列腺癌，在施行彻底的经尿道前列腺切除术的同时，进行经直肠或经会阴活检以确定没有肿瘤组织残存，则术后 5 年和 10 年生存率可与同年龄非前列腺癌患者相同。若经尿道前列腺切除发现癌组织分化不良或活检证实有残存的癌组织时，应做根治性前列腺切除或体外放疗。

（十二）为什么内分泌治疗可以治疗前列腺癌

因为大多数前列腺癌的生长是依赖雄激素的刺激，因此降低体内雄激素的水平，对前列腺癌的治疗有一定的帮助。所谓内分泌治疗前列腺癌，就是用药物或手术等方法来抑制前列腺细胞增殖所依赖的雄性激素的分泌。内分泌治疗主要可通过以下途径：第一，抑制垂体的促性腺激素释放，抑制睾酮的产生。第二，行双侧睾丸切除。第三，直接抑制类固醇的产生。第四，抑制靶组织中雄激素的作用。目前内分泌疗

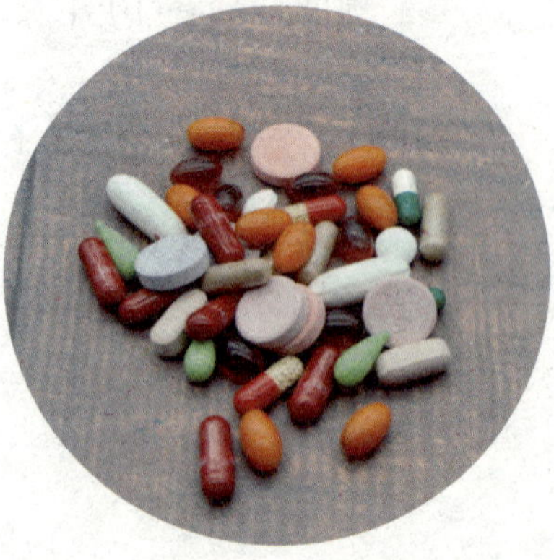

法已是前列腺癌，特别是晚期前列腺癌的主要治疗方法，对大多数患者能取得一定疗效；最常用的是药物治疗，效果让人满意，且具有服用方便、副作用较小、经济实惠等优点，是中晚期激素敏感型前列腺癌患者的优先选择，也是目前研究的热门课题之一。

在接受内分泌治疗（睾丸切除和抗雄激素治疗）的患者当中有70%～80%的患者可以不同程度地延缓肿瘤的生长。经过内分泌治疗，很多患者可以实现“带瘤生存”，肿瘤得到很好的控制，许多患者可以长期生存，且生存质量很高，几乎等同于正常人。

内分泌治疗常见的副作用包括性欲降低、勃起功能障碍、阵发性潮热、乳房胀痛及女性化、性格改变、认知能力下降以及长期处于低雄激素状态下所导致的骨密度下降、贫血等。

（十三）放疗能不能治疗前列腺癌

对于放疗能不能治疗前列腺癌，答案是肯定的。放疗在前列腺癌的治疗中应用比较广泛。放疗已成为治疗Ⅰ期、Ⅱ期和Ⅲ期前列腺癌的肯定有效方法。

而且对于前列腺癌骨转移的患者，有针对性地选择放疗照射转移部位，也可以起到抑制肿瘤继续扩散并止痛等效果。但这个需要把握放疗的适应证，严格操作，对于常见的并发症要及时加以预防，例如对于可能出现的放射性膀胱炎、放射性肠炎，在放疗期间配合中医药治疗，可以将此类并发症的发生率降低50%以上，严重程度降低75%以上。

那么哪一些人适合或者需要做前列腺癌的放疗呢？前列腺癌放疗的适应证：①局限性前列腺癌适合根治性放疗。②前列腺癌术后有残留或T_3期前列腺癌术后需辅助性放疗。③因前列腺增生采用电切术后组织病理发现癌（称为偶发癌），需根治性放疗。④应用去势和内分泌治疗无效的前列腺癌需根治性放疗。⑤当前列腺癌出现骨转移、血尿、下尿路梗阻时需姑息性放疗，可起到止痛、止血、缓解症状的作用。

近年三维适形放疗（3D-CRT）和调强放疗（IMRT）等技术逐渐应用于前列腺癌治疗，并成为放疗的主流技术。

（十四）前列腺癌的粒子植入术效果如何

所谓粒子植入术，就是在CT或B超引导下，将放射性核素^{198}Au、^{222}Ra、^{125}I等，用手术方法直接植入前列腺肿瘤的部位，致使癌组织受到较大照射剂量而坏死，而对正常的组织影响较小。放射性粒子植入术属于近距离放射的一种，是最近发展起来的一种治疗癌症的方法，最先用于前列腺癌的诊治，其治疗效果确切、操作方便、损伤小，也是前列腺癌的治愈性治疗方法之一。

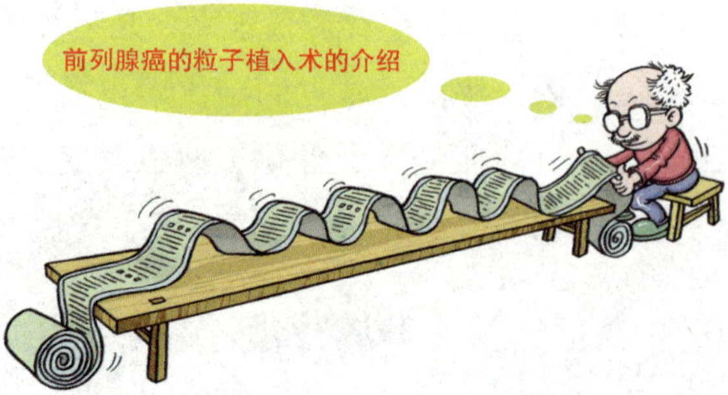

^{125}I组织内照射后的5年生存率为84%，10年生存率为68%。^{198}Au组织内照射后的5年生存率为90%，10年生存率为68%。其缺点是需要通过手术才能将放射性核素植入，对手术者要求较高，同时对包膜外有瘤浸润者效果欠佳，因此根据肿瘤的分级、分期、PSA，放射性粒子种植治疗后可进一步加用体外适形放射治疗、前列腺癌根治术或盆腔淋巴清除术等治疗手段。

那么，哪些患者需要或者适合用粒子植入术治疗呢？

目前公认的粒子植入术治疗作为单一治疗的适应证是早期前列腺癌。

粒子植入术没有绝对禁忌证，但是具有以下病史者出现并发症的机会将增多，应谨慎考虑：①前列腺体积过大。②有经尿道前列腺切除史。③有盆腔放疗史。④有多次盆腔手术史。⑤严重的糖尿病、心脏病、血栓性等其他全身性疾病。

（十五）氩氦刀冷冻消融术治疗前列腺癌效果如何

氩氦刀冷冻消融手术系统是一种微创超低温冷冻消融肿瘤的医疗设备。它是航天制导技术，也就是将氩气的冷隔绝技术应用到医疗领域的结晶。它是近年来发展起来的广泛用于中晚期各种实体肿瘤的治疗手段，部分前列腺癌患者也适合该项治疗。

氩氦刀冷冻消融术治疗前列腺癌时，医生将冷冻探头接触肿瘤及精囊后面，使用氩气局部降温至 -190 ～-160 ℃，持续冷冻 10～15 分钟，使肿瘤组织发生破坏，导致基因断裂、蛋白凝固、肿瘤细胞坏死；再快速复温至 20 ℃左右，利用热效应进一步导致肿瘤细胞结构破坏、坏死，停止增殖。如此 2～3 个循环，全面破坏肿瘤细胞的结构，从而控制肿瘤的增殖。除经会阴途径外，亦可经尿道进行冷冻治疗。冷冻消融治疗还可促进患者免疫力的提高，使骨、肺等转移病灶发生退化，也可以针对内脏器官的转移灶进行治疗。

前列腺癌氩氦刀冷冻治疗不仅可以达到根治肿瘤的效果，而且手术创伤小，不出血，只需局麻，患者术后恢复快，对患者生存质量影响小，在国内外应用已越来越广泛。

那么，哪一些前列腺癌患者适合氩氦刀冷冻消融治疗呢？前列腺癌冷冻消融治疗适应证：①根治性冷冻治疗适用于低危前列腺癌，且前列腺体积小于 40 毫升者。②姑息性冷冻治疗适用于转移性前列腺癌的姑息治疗。③挽救性冷冻治疗适用于前列腺癌根治术或放射治疗后局部复发的挽救性治疗。

（十六）前列腺癌能不能接受化疗

前列腺癌是可以接受化疗的。化疗是现代治疗肿瘤的三大方法之一，同样适合前列腺癌。过去的一段时间内，前列腺癌被认为对化疗不敏感。但随着医疗技术的发展，尤其是多西他赛等三代化疗药物的投入使用，大大提高了前列腺癌的治疗率。当肿瘤全身症状很明显，肿瘤术后复发转移、放疗后复发转移、内分泌药物治疗耐药或者无效的时候，都可以考虑联合使用化疗来控制前列腺癌。目前治疗前列腺癌的主要药物是多西他赛、米托蒽醌、顺铂、环磷酰胺、长春新碱、阿霉素、5-FU等，与激素并用疗效可望提高。

目前来说，化疗多作为前列腺癌手术后的辅助治疗，目的在于延长患者的生存期，一般适用于肿瘤已波及前列腺包膜外和盆腔淋巴结转移的患者。此外，当前列腺癌内分泌治疗及放疗失败后也可采用化疗来进一步控制肿瘤，改善症状。

（十七）生物免疫治疗能不能治疗前列腺癌

可以考虑使用分子靶向药物、免疫治疗来治疗前列腺癌，但必须在医生的指导下使用。

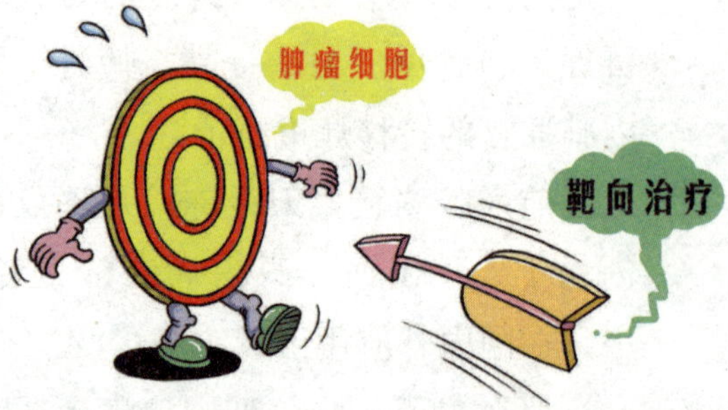

肿瘤的生物免疫治疗是应用现代生物技术及其产品治疗肿瘤的新疗法，它通过调动宿主的天然防御机制或给予天然（或基因工程）产生的靶向性很强的物质来取得抗肿瘤效应，主要包括体细胞疗法与细胞因子疗法、肿瘤疫苗、分子靶向治疗、免疫靶向治疗、肿瘤的基因治疗和生物化疗等。

近年来，生物治疗是肿瘤治疗的热点之一。随着医疗技术的不断发展，越来越多的受体或配体相关性药物及免疫相关治疗被运用于肿瘤的治疗。分子靶向药物、酪氨酸激酶抑制剂、血管生成抑制剂等在晚期前列腺癌的治疗中都取得了令人鼓舞的疗效，包括贝伐单抗（阿瓦斯丁）、伊马替尼、索拉非尼、曲妥珠单抗（赫赛汀）等药物，但此类药物仍缺乏大型的临床研究数据和优势人群的数据，其有效性、安全性有待研究和全面评价。

（十八）前列腺癌会不会发生转移

与其他肿瘤一样，前列腺癌之所以称为恶性肿瘤，是因为前列腺癌除发生于前列腺被膜之内造成局部症状外，还会转移到全身其他部位，破坏其他器官的功能，甚至对生命造成严重威胁。

> 前列腺癌常见的转移部位为淋巴结、骨骼及肺、肝和肾上腺等内脏器官。

对于前列腺癌发生转移的原因尚不明确，主要原因可能与肿瘤细胞的黏附、免疫耐受等有关。

前列腺癌的分化越差，淋巴结转移概率越高。原发癌越大，盆腔淋巴结转移概率越高。淋巴结转移最早发生于闭孔及腹下淋巴结群，进而达髂外、髂总、骶前淋巴结群。如盆腔淋巴结有转移，则主动脉旁淋巴结亦有转移。

> 骨骼转移依次为骨盆、腰椎、骶骨、胸椎、肋骨、颅骨。

胸腰椎转移时，可引起脊髓压迫。癌分化越差，骨骼转移概率越高。骨转移灶多表现为成骨性改变，但也有溶骨性或混合型改变者。一般认为前列腺癌是经体循环转移到骨的。

内脏转移主要是肺、肝和肾上腺，以肺转移多见，但临床上一般无症状，有很少一部分可能会转移到肝、脑等器官。一般认为前列腺癌是经血行或淋巴转移到肺、肝、脑等远处器官的。

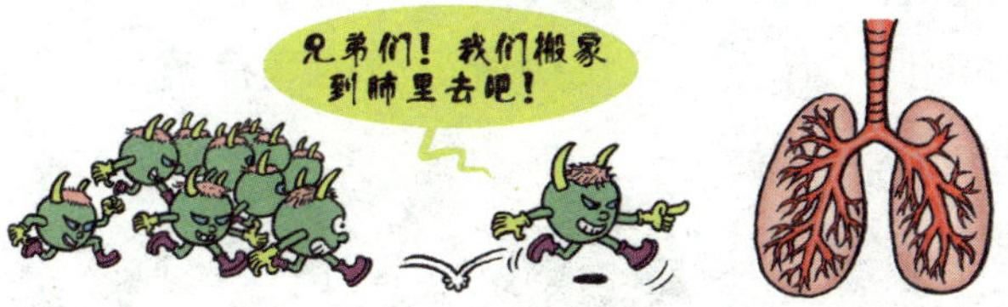

前列腺癌发生转移的时间可以在任何时期。临床上，不少患者在早期就已发生癌转移，因此导致治疗难度的增加，但是癌转移并不是预示着死亡，只要针对转移部位选择合适的治疗方法，还是能有效地延长生存期的。

想要有效地延长前列腺癌转移患者的生存期，一定要明确是发生了何种转移，转移的途径是什么，然后选择合适的治疗方法，切断转移途径，阻止癌细胞的转移。

目前，针对前列腺癌转移的治疗主张进行全身性的综合治疗。对于前列腺癌原发病灶，若患者能耐受手术，可先行姑息性切除，然后辅以放疗、化疗及中医药治疗。对于身体机能较弱，无法耐受手术的前列腺癌转移患者，临床多采用内分泌联合中医药治疗。中医药治疗前列腺癌转移效果是非常明显的，不仅能联合西医治疗，还能单独治疗患者。中医药治疗既可调整各脏腑之间的功能，又可针对局部进行治疗，祛邪而不伤正，明显地对肿瘤有抑制作用，切断转移路径，阻止癌细胞再次转移。

前列腺癌转移发现得越早，及时治疗所获得的效果就越好，对延长生存期是非常有帮助的。此外，前列腺癌患者应该定期复查，复查时尤其要对易发生转移的部位进行检查，以便早期发现，及时治疗。

三、前列腺癌的中医药治疗

（一）中医如何认识前列腺癌的病因

在中医古文献中未见有前列腺癌的病名，但有许多类似前列腺癌的记载。传统中医学对“尿血”“癃闭”“淋证”等疾病所记载的病症类似于前列腺癌的症状。对于这些疾病的论述，随着时间的推移，论述得越来越深刻，处方用药越来越精确，中医大量的经典著作为我们研究和治疗前列腺癌提供了很好的思路、方法和治疗的方药。现代中医师和医药学者，在汲取前人的经验的同时，不断深

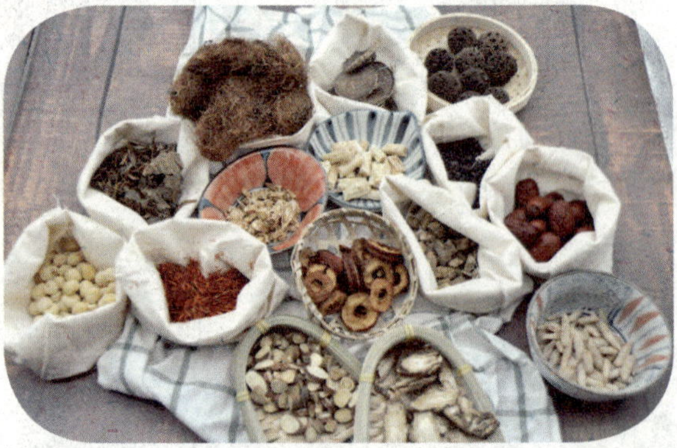

入探究，在长期的临床实践中摸索和积累了许多经验与共识，其中有些经验值得我们借鉴，用于防治各期前列腺癌。

现代中医学者认为前列腺癌病位在“肾—膀胱系统”，前列腺癌的发病与三焦之气化、肺之宣发肃降、脾之运化水湿、肾之开阖、肝之疏泄都有密切关系。病因包括外邪和内伤两大类，外邪致病指的是外感风、寒、暑、湿、燥、火等六种邪气和饮食不洁。内伤致病包括情志所伤、房劳过度、久病失治误治和禀赋不足几个方面。从而前列腺癌表现为湿热蕴结、瘀血内阻、肾气亏虚等病因病机。

1. 湿热蕴结

中医认为，如果不注意个人卫生，下阴不洁，致病的秽浊邪气就会入侵人体；或因长期过多食用辛热肥甘的食物，或饮酒过度，就容易酿成湿热病邪；湿热病邪互结影响，阻滞膀胱络脉不通，就导致膀胱气化的功能失去正常；湿热之邪困阻三焦，气机不利，导致肾的开阖功能失调；或湿热伤中困脾，中焦不运，升降失司，浊阴不降，下焦不利，湿热内郁，滋生痰浊。湿热互结，热炼津液，酿成痰浊，内阻经脉，经脉不通，时间一长就容易患前列腺癌。

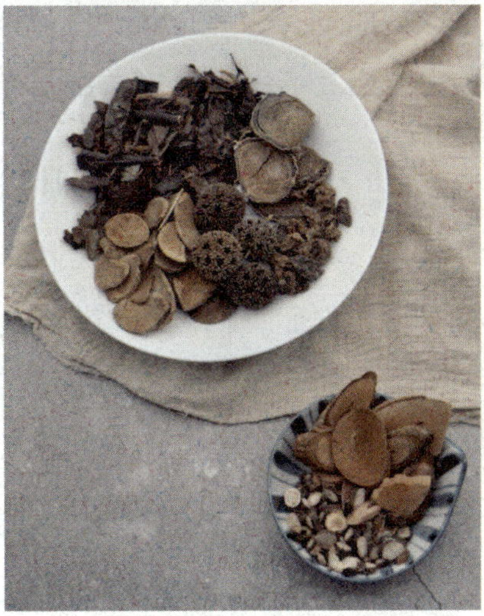

2. 瘀血内阻

中医认为，长期情志不舒畅，容易导致肝气郁结，疏泄失常，血气通行不畅；或者因为身体生病，没有得到及时治疗；或者体质低下，恢复不理想，容易造成瘀血内停；或者因为年龄较大，体质衰弱，气血运行不畅；或者因为人体热气旺盛，津液不足，气血运行不畅而凝积体内，这些都可形成瘀血的体质。气血运行不畅，瘀血内结，内阻经脉，经脉不通，时间一长就容易患上前列腺癌。

3. 肾气亏虚

中医认为，如果性生活过度，损伤肾气；或者长期患有泌尿系疾病等，湿热病邪未及时除去，损伤人体抗病能力；或者年龄较大，体质下降。这些皆可导致人体抗病能力下降，肾阳亏损，从而导致膀胱气化功能下降，罹患肿瘤。

从以上论述可以看出，中医认为前列腺癌的病因虽多，但病理转归不外湿、热、瘀、虚这几种病邪所引起。内外邪作用于人体，引起湿热蕴结或瘀血内阻，病久导致了肾气亏虚或虚实夹杂。湿热瘀血一方面加重病情进展，从而出现一系列变化，如淋巴道转移或血道转移；另一方面又致脏腑功能失调，气血亏损，体质衰弱，无力抵抗病邪，致病情日渐加重。因此，湿热、瘀血是本病致病之源，脏腑功能失调是本病发展恶化之本，而肾气亏虚是发病的内在条件。

（二）中医药如何治疗前列腺癌

“中医看病除了要问、要看到人之外，还一定要看舌、打脉的。”没错，就如人们所知道的，中医治病一定要问诊、打脉、看舌等，要根据患者的体质、症状、舌象、脉象来辨证论治，这就是中医看病的方法。前列腺癌的治疗也万变不离其宗。

临床上前列腺癌的中医辨证分型如下。

1. 湿热蕴结型

症状 小便不通畅，点滴不净或者有尿意，但小便一点都排不出；有时候可看见血尿，口苦口黏，口渴而不想喝水；有时候还有反复发热，腰痛不适，小腹胀满，会阴部胀痛，拒绝按压；舌质红，苔黄腻，脉滑数。

治则 以清热利湿、通淋散结为法。

方药 川木通、滑石、车前子、瞿麦、泽泻、萹蓄、栀子、大黄、灯芯草、甘草。尿血明显者加大蓟、小蓟、地榆、白茅根；大便秘结者加重大黄、芒硝、火麻仁等；尿痛较明显，发热较高者加白花蛇舌草、龙葵等。

2. 瘀毒内阻型

症状 小便点滴而下，尿如细线，或有时候通畅，有时候不通畅，小腹胀满疼痛，或者可以摸到小腹有积块；小便尿血色，颜色紫暗，伴有血块，同时伴腰背、会阴疼痛，行动艰难，烦躁不安；舌质紫暗或有瘀点，苔薄，脉涩或细数。

治则 以化瘀散结、活血止痛为法。

方药 桃仁、红花、当归、生地、川芎、白芍、丹参、香附、青皮、炮山甲、延胡索。伴右胁疼痛者加柴胡、郁金；口舌生疮者加用生地黄、木通、生甘草；口黏无味，咳吐白痰者加半夏、桔梗；下肢肿甚者加白术、泽泻等。

3. 肾阳亏虚型

症状 小便不通或淋漓不尽，不爽快，排尿很费力；精神疲惫不堪；腰膝冷痛，下肢酸软，畏寒肢冷，喜温喜按；大便溏泻，尿流渐细；舌淡，苔润，脉沉细。

治则 以温补肾阳、渗利水湿为法。

方药 附子、茯苓、生姜、白术、白芍、龙葵、白英。尿血多者加黄芪益气摄血；食欲差者加党参；大便溏泻明显者加党参、山药等。

4. 气阴两虚型

症状 前列腺癌晚期，出现尿流变细，排出无力或点滴不通；面色苍白没有光泽，贫血消瘦，倦怠乏力，心悸怔忡，动则气促，头晕眼花；饮食减退，身疼腰痛，潮热盗汗；舌红，苔少或无苔，脉细数。

治则 以益气健脾、养阴滋肾为法。

方药 北芪、太子参、麦冬、首乌、五味子、枸杞子、鳖甲、龟甲、白英、蛇莓。合并有眩晕、耳鸣者加杭菊、女贞子；伴津亏便结者加玄参、决明子、肉苁蓉；贫血者加熟地、阿胶等。

（三）治疗前列腺癌常用的抗癌中草药

1. 龙葵

中医认为龙葵味苦、性寒，有小毒，具有清热解毒、活血消肿的作用。现代研究认为龙葵含龙葵碱、澳洲茄边碱等多种生物碱，它们的苷元均为澳洲茄胺，另含皂苷、维生素A、维生素B等，可以抗肿瘤细胞复发转移。龙葵主要用于治癌瘤中属热毒壅阻、瘀血郁结者，可配合蛇莓、白花蛇舌草、白英等药同用。煎汤内服，每次15～30克，外用、食疗适量。因龙葵味苦、性寒，有小毒，脾胃虚寒、体质虚弱的人要少用，中病即止，或者要配合其他药物一起使用。

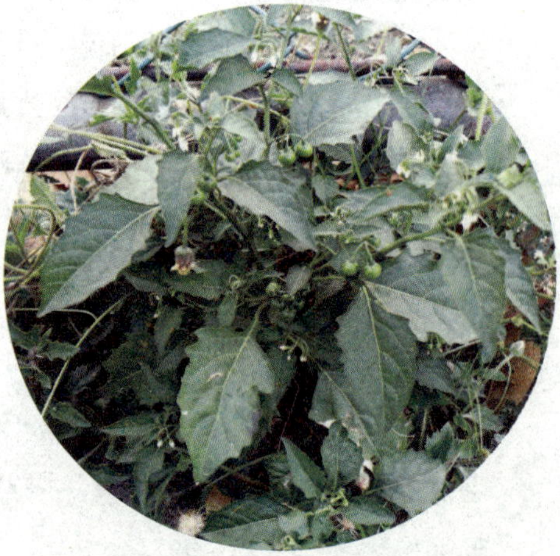

2. 白英

中医认为白英味甘、苦而性寒，具有清热解毒、祛风利湿的作用。白英主要用于治癌瘤中属热毒内盛、湿热郁结者，可与半枝莲、龙葵、白花蛇舌草等同用。煎汤内服，每次10～15克，外用、食疗适量。体虚无湿热者忌用。

3. 仙鹤草

中医认为仙鹤草味苦、涩而性平，具有收敛止血、解毒消肿、消积止痢、补虚健脾、杀虫止痒的作用。仙鹤草主要用于治癌瘤属热毒壅滞、正气不足，或明显出血者。煎汤内服，每次10～15克，大剂量可用至30～60克。捣汁或入散剂；外用捣敷。外用、食疗适量。

4. 老鹳草

中医认为老鹳草味苦、辛而性平，具有祛风活血、清热解毒的功效。老鹳草用于治癌瘤属热毒内盛者。煎汤内服，每次9～15克。外用适量鲜品捣烂外敷，或用干品碾粉，水调敷患处。

5. 菝葜（金刚藤）

中医认为菝葜味甘，性平温，无毒，具有祛风湿、利小便、消肿毒的功效。本品主要用于治癌瘤属湿热内蕴者。煎汤内服，每次9～15克。也可以浸酒或入丸、散剂。或者外用，煎水熏洗。

中医讲究的是辨证论治，而且强调治病是一个动态的过程，所以临床上这些具有抗癌作用的药物，应在辨证论治的基础上酌情选用，而不是不加选择地长期使用一种药物，以免引起其副作用。

（四）中医药在前列腺癌术后康复治疗中的作用

众所周知，手术是根治前列腺癌最有效的方法之一，但只有前列腺癌尚局限于原发部位及区域性淋巴结时才有效。在多数情况下，前列腺癌在临床确诊时已存在微小或亚临床转移灶，这常是术后复发转移的根源。术后辅助中医药康复治疗，可减少癌症的复发，防止转移，延长患者的生存时间。

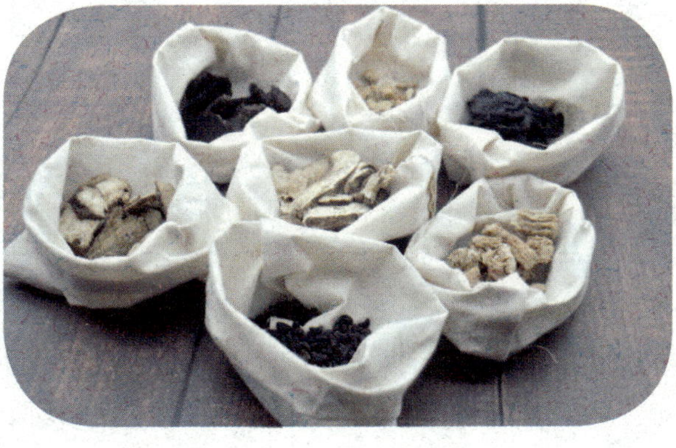

中医认为治病应根据急则治其标、缓则治其本的原则，以治本为先、标本兼顾。手术之后，肿瘤已经得到切除，但体质较差，此时主要目的是促进康复，防止肿瘤复发转移，具体治则以祛毒补肾、活血

散结、清热利湿、益气养阴等为法，常用龙葵、生首乌、女贞子、生黄芪、干蟾皮、莪术、夏枯草、菟丝子、补骨脂、茯苓、猪苓、熟地、党参、当归、炮山甲、土茯苓、蛇莓、地龙、炙鳖甲、炙龟板、生白芍、甘草、白花蛇舌草、穿山甲、天葵子、王不留行、瞿麦、半支莲、白英、草河车、石见穿、石打穿等辨证治疗，从中医辨证论治邪实和正虚进行分型分别治疗；此外，也可以针灸、练功、食疗等综合方法来促进身体恢复。

（五）中医药对放疗不良反应的防治

中医学认为，放疗引起的“放射病”病因当属“火邪”“热毒”，辨证可循温病范畴，“存得一分津液，便有一分生机”，应将中医养阴保津原则贯彻于肿瘤放疗过程始终，分别使用甘寒生津、咸寒甘润、酸甘化阴、苦甘合化法，可以采用口服、灌肠等方法来治疗。

1. 放射性皮炎

放射性皮炎可见于前列腺癌放疗后对腹部或会阴部周围皮肤的损伤。临床表现包括急性反应和慢性反应。一般将急性反应分为三度，见下表。

放射性皮炎急性反应

级别	临床表现
Ⅰ度	红斑、充血、潮红，有灼烧和刺痒的感觉。最后可逐渐变成暗红，表皮脱屑，称干性皮炎
Ⅱ度	充血、水肿，水泡形成，发生糜烂，有渗出液，称为湿性皮炎
Ⅲ度	放射性溃疡，表现为灰白色坏死组织覆盖，边界清楚，底部较光滑，呈火山口形凹陷，痂下溃疡，有剧痛

慢性反应常出现于放疗后数月或数年。表皮萎缩变薄，浅表毛细血管扩张，有时有色素沉着、脱屑、皮肤瘙痒，易受损溃破。高能射线可致皮下组织纤维化，有时呈板样坚硬，纤维化的程度与早期皮肤反应的

严重性无关。有皮下组织纤维化的患者常可合并感染，发生放射性蜂窝组织炎，有高热，局部红肿热痛，可用抗生素治疗，但易复发。晚期慢性放射性皮炎，其溃疡可向深部组织发展，甚至累及骨组织，并发坏死性骨髓炎。

治疗体表溃疡需重视热、火、毒、湿。故多治以清热解毒之品，如大黄、黄连、黄芩、黄柏、芙蓉叶、泽兰、紫草、虎杖煎汤后去渣，湿敷患处，具有改善全身及局部血液循环，促进创面炎性吸收及肉芽组织生长的作用。一些植物提取物，如芦荟凝胶、玫瑰油、橄榄油、夜来香油、杏仁油等，在放射性皮肤炎的防护中，也可取得一定的疗效。

2. 放射性肠炎

盆腔、腹腔、腹膜后恶性肿瘤经放疗引起的肠道炎症，称之为放射性肠炎。根据累及小肠、结肠和直肠的不同，又分别称之为放射性直肠炎、放射性结肠炎、放射性小肠炎。由于前列腺毗邻肠道，而肠道组织比较脆弱，不能耐受放疗；如果前列腺癌放疗中保护不当或放疗剂量过大，放疗时间较长均可引起放射性肠炎。其中以放射性直肠炎最常见。早期肠黏膜细胞更新受到抑制，以后小动脉壁肿胀、闭塞，引起肠壁缺血，黏膜糜烂。晚期肠壁纤维化，肠腔狭窄或穿孔，腹腔内形成脓肿、瘘管和肠粘连等。根据肠道遭受辐射剂量的大小、时间的长短、发病的缓急，一般将放射病分为急性和慢性两种。又根据射线来源放置的体内外位置的不同将其分为外照射放射病和内照射放射病。无论是外照射或者内照射均可引起放射性肠炎。

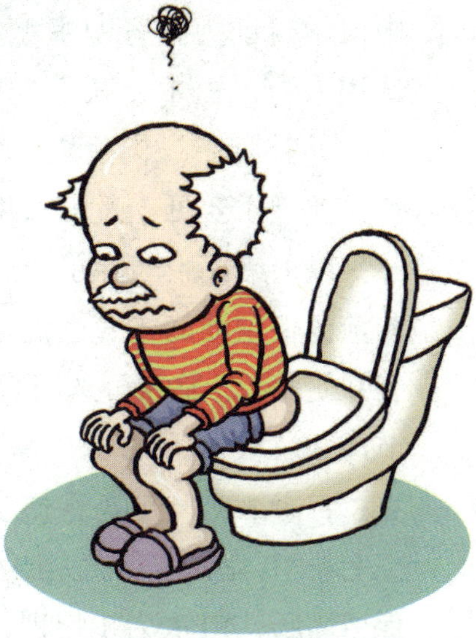

中医学认为放射性肠炎乃因湿热下注，灼伤血络所致，初期以实证为主，日久则出现脾虚中阳不举。如有

便血，还会出现血虚，最终导致脾肾双亏。

如果患者腹痛、下坠，腹泻，便溏，甚为水样便，或便中带鲜血，肛门灼痛，胸闷烦渴，恶心纳呆，舌质红绛，苔薄黄或黄厚腻，脉弦滑，中医学辨证为湿热下注型，治疗以清热解毒利湿为法，常用白头翁、黄连、黄柏、秦皮、马齿苋、苦参、地榆、槐花、薏苡仁、广木香等加减来治疗。

如果患者腹泻，黏液样便或血便，伴里急后重，腹痛，面色苍白，气短乏力等，中医学辨证为脾虚内热型，以清热燥湿、理气健脾法来治疗，常用白花蛇舌草、黄柏、木香、陈皮、白芍、地榆、槐角、诃子肉、赤石脂、罂粟壳、党参、山药、茯苓等药来加减治疗。

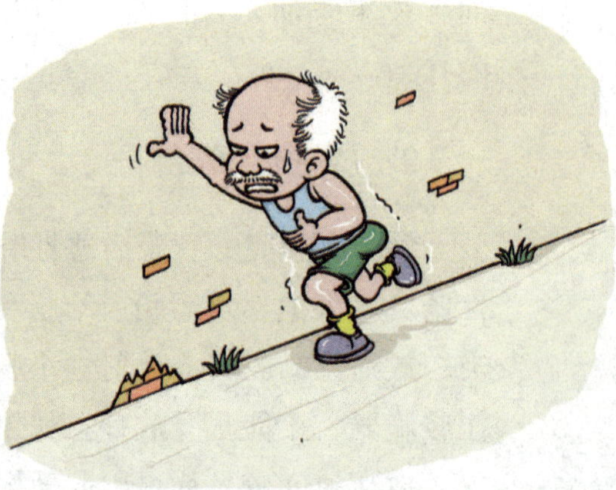

如果患者症状比较严重，迁延难愈，症见腹泻，甚则滑脱不禁，偶见黏液脓血，腰痛头昏，形寒肢冷，面色淡白，乏力倦怠，小便清长，舌淡苔白，脉沉细无力，中医学辨证为脾肾两虚型，以健脾益肾、固摄肾气为法拟方治疗，常选用人参、白术、茯苓、砂仁、陈皮、甘草、桔梗、扁豆、山药、薏苡仁、补骨脂、肉豆蔻、吴茱萸、五味子、仙灵脾、黄芪等来加减治疗。此型主要见于重度放射性肠炎的患者，治疗棘手。

以上诸证中药除了口服之外，在没有肠瘘的情况下也可以考虑将中药煎汤保留灌肠来直达病所，以期达到更好疗效。此外对于放射性肠炎合并便血者，临床可选用清肠解毒、收敛止血的中药煎汤保留灌肠，如肿节风30克、蜈蚣3条、紫草15克、生地15克、甘草12克、豨莶草30克、青黛3克、五倍子15克或用白芨15克、茜草15克、地榆炭15克、三七粉10克、青黛3克加水至1 000毫升，煎至500毫升，每次50毫升保留灌肠，10次为1疗程，对止血可收到满意效果。

（六）中医药对内分泌治疗不良反应的防治

内分泌治疗是前列腺癌主要的治疗方法之一，至今已有60多年的历史。前列腺癌内分泌治疗的不良反应有：影响性欲和性功能、贫血、疲乏、潮红、肌肉萎缩、体重增加、男性乳房女性化、抑郁、认知障碍、腹泻、肝功能异常、骨质疏松、骨质疏松性骨折等，显著影响患者的生存质量。此时，可以考虑使用中医药来配合治疗，减轻这些不良反应，提高患者的耐受性，以达到更好的疗效。

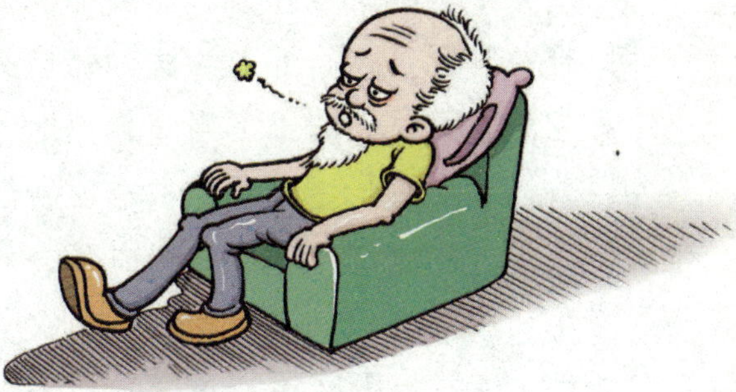

现代中医认为，前列腺癌多为本虚标实之证，行双侧睾丸切除术后，癌病得以控制，但肾之精气骤减，天癸枯竭，冲任二脉空虚，气血失和，阴阳失调，临床上多以潮热、盗汗为典型表现，中医多归之为肾阴亏虚、肾阳不足。治疗宜从补肾入手，调整阴阳，平和气血，辨证论治，多能取得较好疗效。常选用熟地、山萸肉、女贞子、黄精、菟丝子、枸杞子、地骨皮、杭白菊、茯苓、浮小麦、泽泻及甘草等药组方配伍，可取得较好的临床疗效，而且不影响内分泌治疗的进行，保证患者能够更好地接受内分泌治疗，控制肿瘤。临床上也常将上述药物配置好，进行沐足，达到引火归元、滋阴补肾的作用。

（七）中医药对化疗不良反应的防治

对于经过手术、内分泌治疗或者放疗失败的晚期前列腺癌患者，化疗也是控制肿瘤的一个很好的办法。但是由于化疗药物缺乏选择性，常常会引起胃肠道的不良反应，包括胆红素、转氨酶、碱性磷酸酶升高及口腔溃疡、恶心、呕吐、腹泻等。中医辨证为脾胃不和证。同时，患者在化疗期间多卧床，活动少，故易生内湿，脾虚湿邪乘虚而入，内外湿合而困脾，脾胃运化失职。治疗以和胃降逆、消食导滞、健脾调中为主，常用紫苏叶、茯苓、厚朴、生姜、半夏、陈皮、白术、桂枝、甘草、党参、木香、砂仁、神曲、山楂、莱菔子、连翘、麦门冬、大枣、玉竹、花粉等来组方治疗，降低化疗的不良反应。

化疗常可抑制骨髓的造血功能，导致外周血象降低，表现为面色少华、头晕眼花、少气乏力、心悸多梦、舌淡苔白、脉象细弱等证候，当属中医脾肾亏损、气血两虚证，以补益脾肾、益气养血为法。药物选用党参、黄芪、白术、当归、熟地、制首乌、女贞子、阿胶、木香、砂仁、茯苓、薏苡仁、陈皮、鸡血藤、紫河车、生地、龟板、杜仲、牛膝、麦冬、人参、五味子、黄精、石斛、五指毛桃、巴戟天等组方治疗，有利于促进骨髓造血功能的恢复。

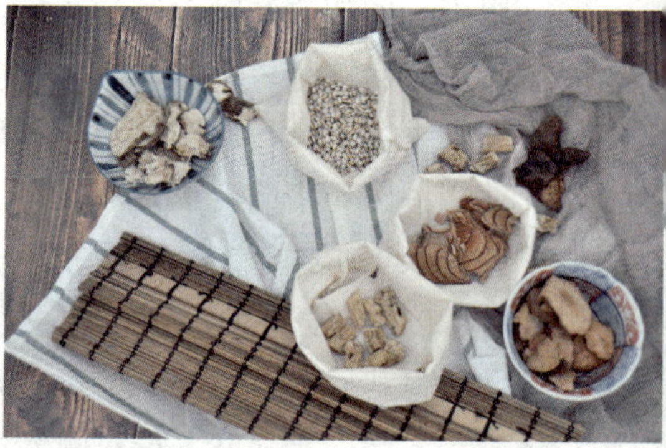

现代研究发现，中医药具有增强放疗、化疗效果，逆转耐药的作用。大部分中药对肿瘤细胞的毒作用较弱，其增强放疗、化疗效果的机制可能在于增强宿主的免疫功能。如扶正培本中药人参、黄芪等可提高机体免疫功能，提高淋巴细胞增殖和网状内皮系统活力，从而增强对外界恶性刺激的抵抗力；并具有双相调节作用和提高机体物质代谢作用，从而增强放疗、化疗效果，控制癌细胞浸润和转移，预防肿瘤的发生和发展。

（八）艾灸能否治疗前列腺癌

艾灸是中医学临床上常用的治疗方法之一，能起到健身、防病、治病的目的，在我国已有数千年的历史。早在春秋战国时期，人们已经开始广泛使用艾灸法，如《庄子》中有“越人熏之以艾”，《孟子》中也有“七年之病求三年之艾”的记载。历代医学著作中更比比皆是。艾灸能激发、提高机体的免疫功能，增强机体的抗病能力。传统中医学认为，灸疗养生是通过以中药艾叶为主要原料的灸治方法，起到补虚养气血、调和脏腑的作用，进而达到怡养生命、强身健体、延年益寿的目的。

现代科学实验证明，灸法能在很大程度上增加血液中红细胞的生成，提高白细胞的吞噬能力，增强免疫能力，消除疲劳的作用也十分明显。因此，可以用艾灸来治疗前列腺癌，尤其是对于中气不足、气虚下陷、疲倦乏力、无力排便，或者接受放疗、化疗、内分泌治疗后消化道反应等副作用比较明显的，都可以考虑使用艾灸治疗。艾灸治疗常常选用的穴位有足三里、关元、气海、三阴交、腰阳关、肾俞、膀胱俞、脾俞、神阙等。

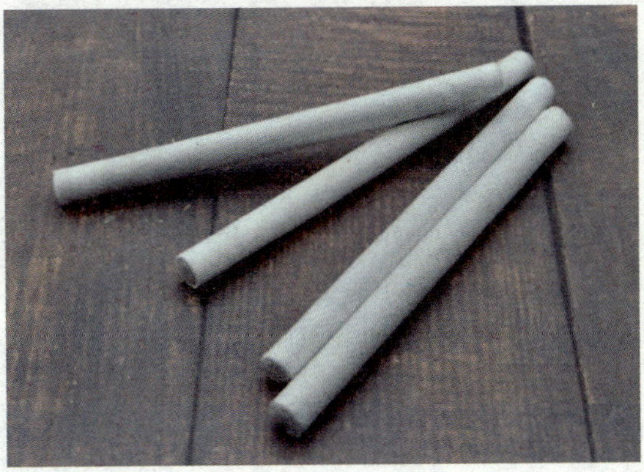

（九）沐足疗法能否治疗前列腺癌

沐足疗法，亦称为足浴，起源于远古时代，是药浴的组成部分，它的运用与中国传统医学的发展一样，源远流长。

足浴又称为泡脚，是将单味中药或复方中药水煮，滤渣取液，调至适当温度，浸泡双脚或患部的一种治疗方法，属于中医内病外治的范畴。

根据史料记载，我国长沙马王堆出土的医学文献《五十二病方》中就有“温熨”“药摩”“外洗”等内病外治的记载。

中医学认为，人体是一个统一的整体，人体的脏腑、器官、四肢、百骸相互依存、相互制约和相互关联，人体某一个组织发生病变，有可能影响到其他部位。而脚是人体的一个组成部分，所以全身的疾病可以影响到脚。同样，脚的病变也会影响到全身，并引发相应的疾病。

热水浸泡双脚，可以促进气血运行、温煦脏腑、通经活络，从而起到调节内脏器官功能，促进全身血液循环，改善全身组织的营养状况，加强机体新陈代谢的作用，使人体感到轻松愉快，给身体健康带来莫大裨益。

前列腺癌患者常有失眠、便秘、腹泻、小便不通、腹胀、便血、疲劳、心烦、疼痛等症状，此时如果在接受内科治疗的同时，给予中药沐足，可以很好地改善各种症状，更好地巩固疗效。常用金银花、紫花地丁、牛膝、车前子、茯苓、白花蛇舌草、七叶一枝花、莪术、桃仁、赤芍、丹皮、三棱、黄芩、黄连、黄檗、连翘、知母、天花粉、柴胡、白芍、当归、桂枝、陈皮、王不留行籽、莱菔子、苦参等组方，沐足方需要辨证论治，在专业人士指导下使用。

（十）针灸能否治疗前列腺癌

针灸可以治疗前列腺癌，但目前对于针灸控制肿瘤、缩小瘤体的研究比较少。针灸治疗主要是注重减轻患者的症状，以及手术、放疗、化疗、内分泌治疗的不良反应，减轻骨转移瘤所引起的疼痛等，可取穴肾俞、关元穴、膀胱俞，强刺激，不留针；三阴交、太溪，针以补法，强刺激，不留针。对于放疗、化疗后消化道反应，针灸治疗多从调理脾胃入手，常取穴位为足三里、内关、三阴交等。

此外还可使用药物穴位注射，如用胃复安、地塞米松等选足三里、内关等做穴位注射，从而达到优于单纯肌注的效果。

灸法可温通经络，行气活血，“针所不为，灸之所宜”，对于化疗后虚寒证腹泻，可灸百会、足三里、中脘等穴以提高免疫，促进胃肠功能恢复。

《灵枢·口问》曰：“耳为宗脉之所聚。”耳与全身经脉有密切关系，可采用王不留行籽压耳穴法治疗化疗引起的呕吐。一般取肾上腺以益肾补虚；胃、口、膈三穴调中焦、和脾胃、理气降逆；神门、脑，以镇静安神、醒脑定志。

厨师篇

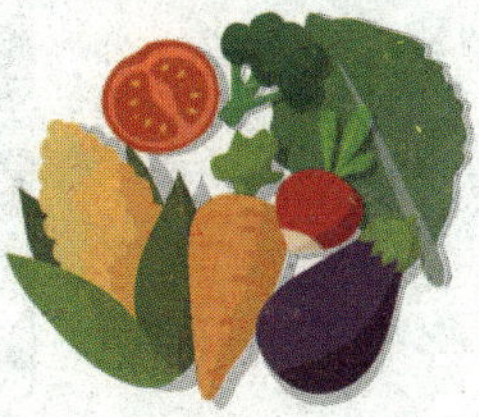

荤素搭配，饮食有味
营养均衡，合理忌口
抗癌食物，恰当选用

一、饮食调理原则

（一）少吃脂肪高的食物

食物中的脂肪主要来自牛肉、猪肉等肉类和植物油。前列腺癌高发区和低发区人群的饮食结构有明显差别，高发区日常食物中脂肪成分多，谷物、蔬菜、大豆制品较少，而低发区则刚好相反，这种现象提示食物中的脂肪是发生前列腺癌的可能原因之一。

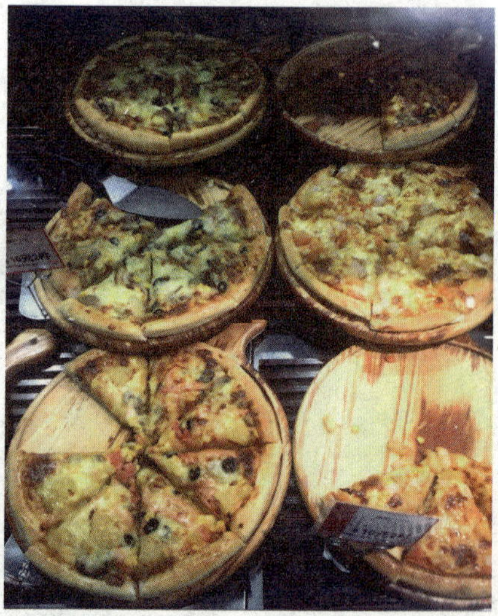

（二）减少饮食中的热量

高热量饮食是导致前列腺癌的一个刺激因素，高热量可以加速细胞的有丝分裂，使细胞增殖加快，导致肿瘤形成。高热量饮食人群的前列腺癌发病率比低热量饮食人群高 70%。

（三）增加饮食中的维生素

有研究表明，前列腺癌组织中维生素 A 的浓度只有正常前列腺组织的 1/7～1/5。表明维生素 A 对预防前列腺癌的发生有重要的作用。摄入足量的维生素 D 可大大降低前列腺癌的危险性。维生素 C、维生素 E 作为体内的重要抗氧化剂，亦能够抑制前列腺癌的生长和分化。因此，中老年男性应该适当多食用富含以上维生素的食物。

（四）多吃豆类和蔬菜

研究表明，常吃豆类食品的男性，患前列腺癌的概率远远低于不常吃豆类食品的男性。一个明显的例子就是在食用豆类食品较多的亚洲地区，前列腺癌的发病率要远远低于欧美国家。这可能是因为豆类食品中的植物雌激素可以降低雄性激素的致癌风险，大豆中的异黄酮，能降低雄性激素的破坏作用，并抑制和杀死癌细胞。自然界的许多食物中都含有植物雌激素，如大豆、花生等豆类食品中含量较高，可适当多吃。除了中国的白菜外，菜花、西兰花等蔬菜，也有防治前列腺癌的功效。另外，每天还可以吃点亚麻籽、西红柿。西红柿含有番茄红素，对前列腺癌有防治作用。

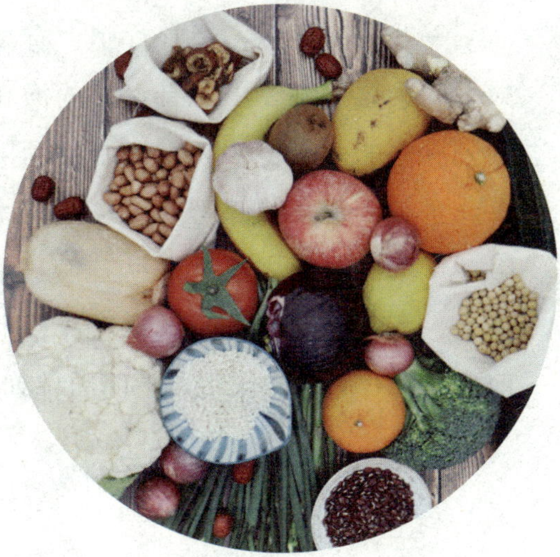

（五）多喝绿茶

研究表明，亚洲人喝绿茶的习惯对防治前列腺疾病能起到一定作用。随着喝茶的数量和时间的递增，绿茶的作用就表现得越明显。绿茶中的儿茶素、绿茶多酚能够抑制男性睾丸激素的分泌，从而减少患前列腺癌的风险，睾丸激素被认为是前列腺癌的导因之一。

许多研究表明，绿茶多酚具有抗自由基 DNA 损害，抗辐射和紫外线，阻止油脂过氧化，减少血清中低密度胆固醇、超低密度胆固醇和甘油三酯的含量，干扰癌细胞生存所需的信号传递，抑制饮食中的致癌物质的作用，还有与肠、肝和肺中的其他酶和抗氧化剂作用共同阻止致癌物质的功能。

因此，多喝绿茶有助于预防前列腺癌等疾病。

二、饮食宜忌

一些研究显示，经常食用含有高动物脂肪食物的男性也易患前列腺癌，因为这些食物中含有较多的饱和脂肪酸。牛肉和高脂奶制品似乎是前列腺癌的刺激物，大量奶制品的摄入可使患前列腺癌的危险增高；相反，水果和蔬菜等健康食物及低脂饮食可能有助于降低患前列腺癌的危险。这些健康食物包括大豆（豆腐和豆奶）、西红柿、石榴、红葡萄、草莓、蓝莓、豌豆、西瓜、大蒜和柑橘等，适当增加这些食物对于防治前列腺癌有一定的作用。下面简单列举一些食物供大家参考。

（一）适宜多吃的食物

1. 猕猴桃

猕猴桃富含氨基酸，所含维生素 C 是等量柑橘的 5～6 倍，被称为“水果金矿”。它含有维生素 B_1、胡萝卜素及钙、磷、铁等多种营养物质，能提高机体的免疫功能，能抗突变、抗癌变、抗衰老，有护肝、降血脂、降血压、预防心血管疾病等功能。

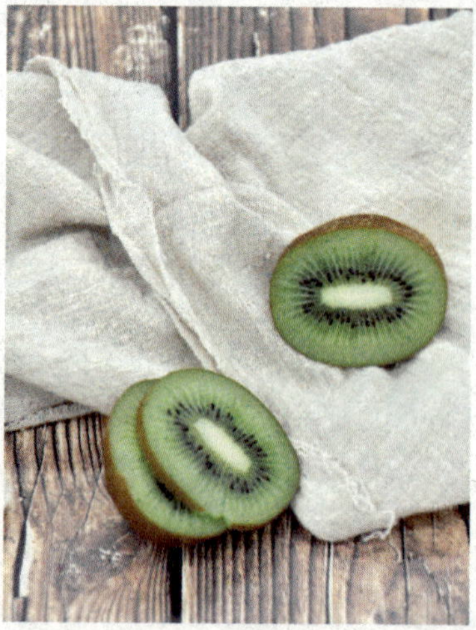

猕猴桃的天然抗氧化剂——维生素 C、谷胱甘肽含量都非常高，而且可能有一个相互协同的抗氧化体系，能阻断致癌物质亚硝胺的合成。成熟的猕猴桃还含有丰富的叶绿素，能够抑制肿瘤细胞的活化。猕猴桃的抗癌作用属于广谱性，对前列腺癌、肝癌、肺癌、皮肤癌等癌细胞突变有一定的抑制作用。

但猕猴桃性寒，因此不宜多食，尤其是脾胃虚寒者应慎食，腹泻时不宜食用。另外，由于猕猴桃中维生素 C 含量较高，易与奶制品中的蛋白质凝结成块，不但影响消化吸收，还会使人出现腹胀、腹痛、腹泻，因而食用猕猴桃后不要马上喝牛奶或吃其他乳制品。

2. 豆类

豆类泛指所有产生豆荚的豆科植物，属于全谷杂粮类食物，含有丰富的膳食纤维，有降低体内胆固醇、辅助降血脂的功效。

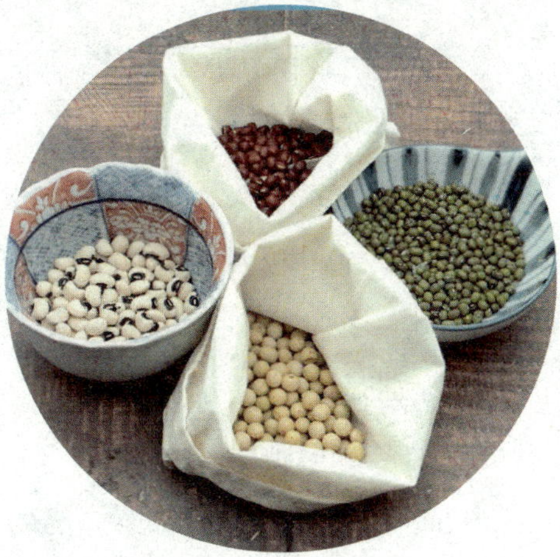

在成百上千种有用的豆科植物中，至今广为栽培的豆类作物不逾 20 种。这些豆类因其生长发育所需要的环境条件不同，分布地区亦各异，其主要产区集中在亚洲，在欧洲也占有相当重要的地位。

豆类的品种很多，主要有大豆、蚕豆、绿豆、豌豆、赤小豆等。根据豆类营养素种类和数量可将它们分为两大类。一类是以大豆为代表的高蛋白质、高脂肪豆类；另一类则以碳水化合物含量高为特征。烹饪时通常用鲜豆及豆制品，不但可做菜肴的主料及辅料，而且还可以作为调味品的原料。

华中科技大学同济医学院的研究人员在对 149 名新近患前列腺癌的患者与 196 名健康男性进行比较时发现，那些日常饮食中经常包含豆类食品的男性患前列腺癌的概率比不常吃豆类食品的男性要低很多。研究人员指出，豆类食品中的天然雌性激素可以弥补男性自身的缺陷，而体内的雌性激素则对前列腺有保护作用。这同瑞典卡罗林斯卡医学院等多个研究的结论相一致。

大豆中的异黄酮能降低雄性激素的破坏作用，维系细胞结构的稳定、完整，并可抑制癌细胞的分裂，从而阻断肿瘤细胞的增殖，达到控制肿瘤的作用。

此外，豆类制品经胃肠道消化、吸收后，会产生一种植物雌激素混合物“牛尿酚”，它可有效抑制雄激素双氢睾酮，对前列腺起保护作用。但是脾胃虚弱患者亦不宜过量食用、天天食用，如果胃肠道不好的话，过量食用容易导致胀气。

3. 南瓜子

南瓜子富含南瓜子氨酸、脂肪油、蛋白质及维生素 A、维生素 B_1、维生素 B_2、维生素 C，亦含胡萝卜素等。

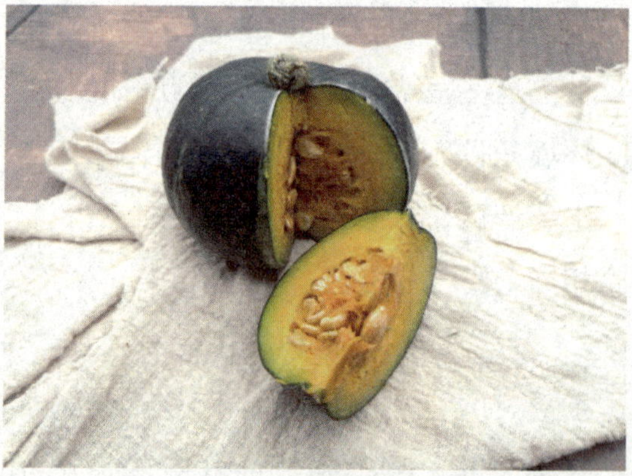

现代医学证实，南瓜子含有丰富的锌，同时还含有活性生物触媒剂，对男性很有好处，特别是有预防前列腺肥大和前列腺癌的作用。

前列腺正常分泌激素，需依靠脂肪酸的帮助，南瓜子富含脂肪酸和元素锌，可维护前列腺良好的功能。此外，南瓜子中的一些活性成分可以消除前列腺肿胀。美国研究人员建议，每天坚持吃一把南瓜子，有助于改善前列腺增生症状，同时预防前列腺癌。

南瓜做菜后，可以将南瓜子收集起来，晒干后储存，可当零食。

4. 番茄

番茄，中国大部分地区又称西红柿，是茄科茄属的一种植物。番茄原产于中美洲和南美洲，现作为食用蔬果已被全球性广泛种植。中医认为番茄性凉，味甘酸、微甜，具有开胃消食、养阴凉血、生津止渴、解毒抗癌的功效。番茄生吃能补充维生素 C。煮熟后食用，所含的番茄红素和其他抗氧化剂含量会显著上升，起到降低心脏病的风险、抗衰老和抗肿瘤的作用。

英国布里斯托尔大学、剑桥大学和牛津大学的研究人员调查了 14 000 名年龄介于 50～69 岁的男性，结果发现相比于那些几乎不吃或很少吃水果和蔬菜的男性，每周吃至少 10 份（1 份约 150 克）番茄的男性在患前列腺癌的概率上降低了 18%。

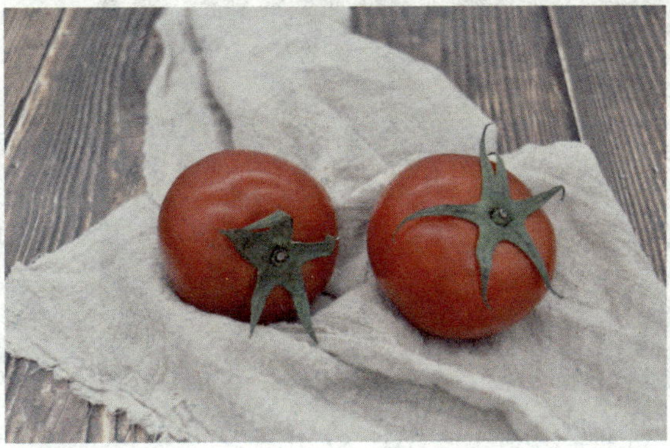

1995 年美国哈佛大学的研究人员研究发现，番茄含有一种叫番茄红素的物质，具有独特的抗氧化功效，能帮助清除体内自由基，对有害游离基的抑制作用是维生素 E 的 10 倍。番茄经过烹调，人体会更加容易吸收番茄红素，而且还会使生物活性升高，能降低男性患前列腺癌的风险。

然而，番茄含有大量可溶性收敛剂等成分，与胃酸发生反应凝结成不溶解的块状物，容易引起胃肠胀满、疼痛等不适症状，故脾胃虚寒者不宜生吃和空腹吃。

5. 洋葱

洋葱含有前列腺素 A，能降低外周血管阻力，降低血黏度，可用于降低血压、提神醒脑、缓解压力、提高免疫力、预防感冒。

洋葱含有一种称为“槲皮黄素”的化合物，这是目前已知有效的天然抗癌物质之一，实验表明，它能防止细胞生物化学机制出现变异。此外，洋葱还含微量元素硒，硒是一种很强的抗氧化剂，能帮助消除体内自由基，增强细胞代谢能力。

（二）适当限制的食物

红肉是一个营养学上的词，指的是在烹饪前呈现出红色的肉，具体来说，猪肉、牛肉、羊肉、鹿肉等哺乳动物的肉都是红肉，咸肉、香肠、火腿、腊肠和午餐肉等也属于红肉。而鱼肉、禽肉则是白肉。红肉的特点是肌肉纤维粗硬、饱和脂肪含量较高，而白肉肌肉纤维细腻，脂肪含量较低，脂肪中不饱和脂肪酸含量较高。很多营养专家都认为其他肉比红肉要健康，因为红肉中含有很高的饱和脂肪。

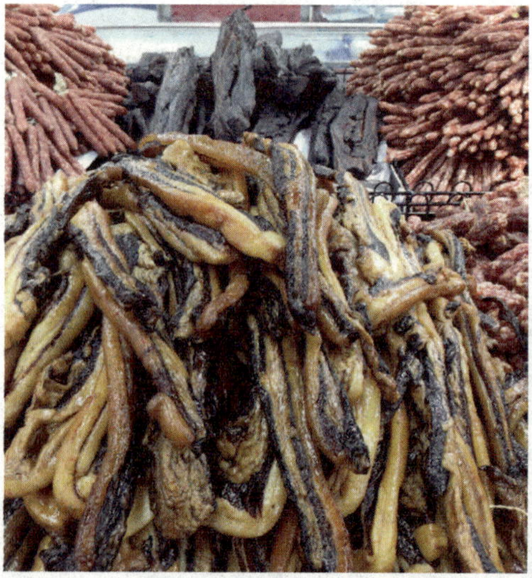

2015 年 10 月 26 日，隶属于世界卫生组织（WHO）的国际癌症研究机构（IARC）正式发布消息，加工肉制品被归为 I 类致癌物，红肉被纳入 2A 级致癌食物。动物实验早已表明，在动物性蛋白质和脂肪过多的情况下，很多致癌物的效果可能会增强。同时，摄入过多的红肉类食物对大肠菌群平衡有不利影响，而一些有害菌增殖会产生致癌代谢产物。

美国一项调查发现，经常吃红肉的人患前列腺癌的风险会增加 12%，这是因为红肉中的饱和脂肪不利于前列腺健康，长期食用，有可能会导致前列腺癌变。

但这些数据要客观地看待，理性对待。人类的生存离不开红肉，红肉对促进人体的生长发育功不可没。虽然一系列临床流行病学研究揭示了过量食用红肉、加工肉是促进某些肿瘤的高危因素，但仅仅是高危因素而已，成年人群防治肿瘤，需要避免过量食用，要荤素搭配，而对于儿童人群，或存在某些疾病（如缺铁性贫血）等需要红肉的人群还是要正常摄入，以免导致营养不足。

（三）戒烟戒酒

1. 香烟

美国哈佛大学公共卫生学院的研究指出，与从不吸烟者相比，吸烟者前列腺癌复发概率要高 61%，而且他们死于前列腺癌的概率也比从不吸烟者高 61%。这项研究涉及 5 366 名前列腺癌患者。这些患者均是在 1986 年至 2006 年期间被诊断出病情的。在研究期间，这些人中出现 878 个复发病例，另有 1 630 个死亡病例。

吸烟究竟是怎么引起前列腺癌的呢？

（1）研究表明，吸烟对前列腺癌的发生、发展具有直接的影响，这最主要的是来自烟草的致癌物质对肿瘤的促进作用。此外，吸烟者血浆睾酮的总浓度和游离浓度均会增加，而睾酮与前列腺癌的发生和发展存在着一种剂量依赖性的关系。

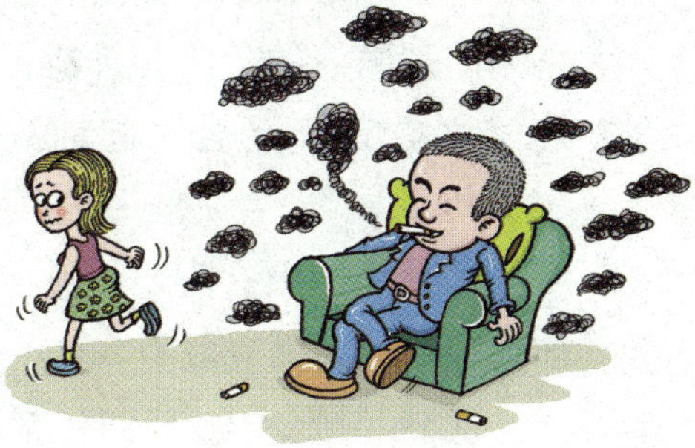

（2）吸烟造成后生效应，包括在目前吸烟者中的与疾病的侵袭性具有相关性的异常甲基化谱，以及烟碱诱发的血管生成，新血管的形成、毛细血管生长，以及肿瘤的生长和增生。

（3）与从不吸烟者相比，吸烟者前列腺癌复发概率要高 61%，而且他们死于前列腺癌的概率也比从不吸烟者高 61%。另外，对那些戒烟 10 年以上，之后才罹患前列腺癌的患者来说，他们死于前列腺癌的风险并没有因曾经的吸烟史而升高。

（4）研究表明，与从来不吸烟者相比，目前吸烟者患前列腺癌、脑血管疾病及全因死亡率的风险会增加，他们发生生化指标复发的风险也会增加。吸烟年数和每日吸烟包数越大，其前列腺癌死亡率、脑血管疾病死亡率及全因死亡率的风险也相应越大，但它们与前列腺癌的生化指标的复发则没有相关性。

吸烟不仅与前列腺癌的复发率和死亡率有一定关系，而且还会提高前列腺癌患者死于其他疾病的概率。很多男性在生活中，由于各方面的压力，以及各种应酬，会经常吸烟，这些习惯很容易造成前列腺癌的发生，所以男性在生活中最好戒烟。

2. 酒

美国弗莱德哈钦森癌症研究中心的一项研究发现，每天喝高浓度酒超过 50 克的人，患前列腺癌的概率是不饮酒或饮酒少的人的 3 倍多。长期过量饮酒，不但对消化系统、神经系统、代谢系统等有很大危害，还会刺激睾酮的分泌，进而影响前列腺液的分泌和排泄，长期酗酒更有可能会引起前列腺癌。因此，男性饮酒一定要适度，尤其是已患有前列腺炎症、前列腺癌的人更应戒酒。

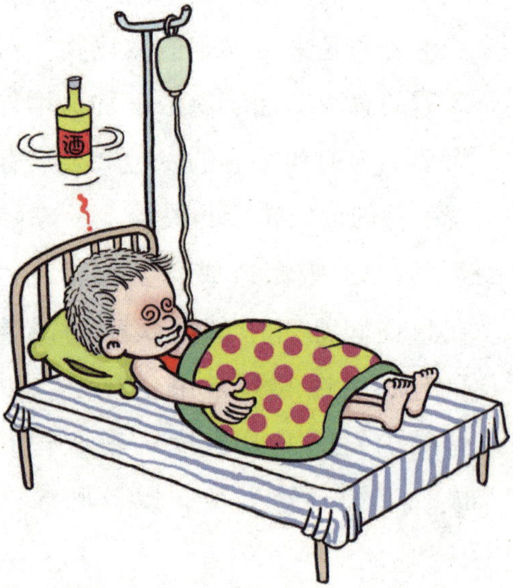

饮酒年限达 40 年以上者患前列腺癌的危险是不饮酒者的 3.46 倍，而每天的饮酒量超过 100 克，患前列腺癌的危险是从未饮酒者的 2.17 倍。喝酒容易让前列腺反复充血，从而可能会促进前列腺癌的发生、发展；前列腺的反复充血，对前列腺癌患者的恢复不利。同时前列腺癌患者可能会因为喝酒而加重病情。因此，从疾病的恢复角度考虑，患前列腺癌是必须要禁止喝酒的。

中医认为，酒为水谷发酵熏蒸而成，故称为熟谷之液，其性热而质湿，为湿热蕴结之品。《本草衍义补遗》说酒是“湿中发热近于相火”。因此，长期过量饮酒，会使体内阳气热盛、滋生痰湿，酿成湿热。患者表现为面垢油光，口干、口苦、口臭，小便黄、不畅，会阴部胀满不适，性格急躁易怒；舌质红，苔黄或黄腻；脉数或弦数。

由于很多人对前列腺癌禁止喝酒这一做法感到不理解，难免会一只耳朵进另一只耳朵出，而这对于前列腺癌的病情恢复是极为不利的，因此有必要强调一句：前列腺癌禁止喝酒。

当然，食物本身没有好坏之分，主要在于食用的人。多吃健康食品、多吃具有某种防病治病的食物是没有错的，但需要讲究合理搭配、荤素搭配、合理选用，也讲究因时、因地、因人制宜来选用食物，过度“迷信”健康食品，天天吃某一食物，或者以食物代替正规的药物治疗是不明智的。食物防治肿瘤的作用主要在于疾病的预防阶段，如果生病了，那就只能起到补充作用而已，还是应该以药物的治疗为主。

三、防治前列腺癌食疗方举隅

马鞭草苦瓜排骨汤

材料 鲜马鞭草 60 克（干品 30 克），鲜苦瓜 500 克，猪排骨 250 克，黄豆 50 克。

做法 马鞭草洗净切成小段，用纱布包好；苦瓜去瓤切成方块；猪排骨斩细。加水适量煮至熟烂，去马鞭草渣，和盐调味，温热服食。

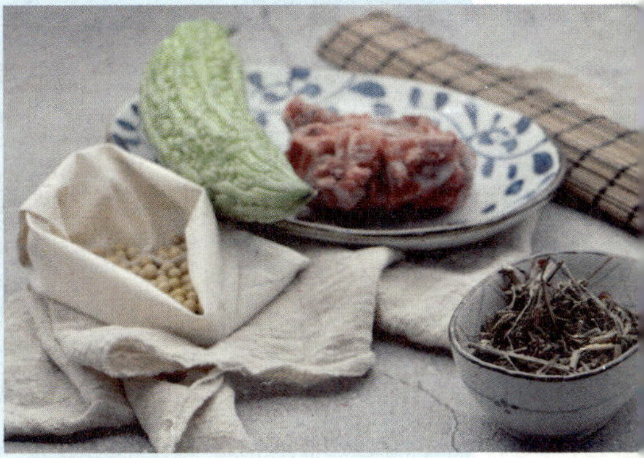

功效 清热解毒，活血散瘀，滋阴补肾。马鞭草有活血散瘀、截疟、解毒、利水消肿的功效，用于癥瘕积聚、痈肿、水肿、热淋等病。苦瓜具有清热解毒、利尿凉血、解劳清心的功效。苦瓜中含有多种维生素、矿物质，含有清脂、减肥的特效成分，可以加速排毒。据研究发现，苦瓜还具有良好的降血糖、抗病毒和防癌功效。排骨，多用猪排骨，除含蛋白、脂肪、维生素外，还含有大量磷酸钙、骨胶原、骨粘蛋白等，可为幼儿和老人提供钙质，具有滋阴壮阳、益精补血的功效。黄豆含丰富大豆蛋白质和抗氧化剂异黄酮，可以降低胆固醇，预防一些与荷尔蒙有关的癌症。

适应证 前列腺癌症见湿热下注、尿痛频数。

赤小豆兔肉粥

材料 赤小豆 50 克，兔肉 250 克，粳米 80 克。

做法 赤小豆洗净，兔肉洗净切成块，粳米洗净。加水适量炖至熟烂，和盐调味，温热服食。

功效 凉血解毒，利水排脓。赤小豆具有利水祛湿、止痢排脓的功效。兔肉具有补中益气、凉血解毒的功效。粳米即稻米，具有健脾和胃、补气益血的功效。

适应证 各期前列腺癌溺血及尿痛。

党参黄精水鱼汤

材料 党参 30 克，黄精 30 克，水鱼 1 只（750～1 000 克），生姜 3 片。

做法 党参、黄精洗净切细。水鱼宰杀后去肠脏，切方块。加上生姜，加适量水炖至熟烂，和盐调味，饮汤或佐膳。

功效 补中益气，填精养血。党参有健脾补中、益气生津的功效。黄精具有补气、养阴、健脾、润肺、益肾的作用，用于脾胃虚弱、体倦乏力、口干食少、肺虚燥咳、精血不足、内热消渴等病症。水鱼肉含丰富的蛋白质、氨基酸及多种维生素，有滋阴补虚、濡肝养肾的功效。

适应证 各期前列腺癌及接受手术、放疗、化疗、内分泌等治疗后，症见血虚气弱、纳呆消瘦。

马齿苋煲猪小肚汤

材料 鲜马齿苋 120 克，猪小肚 3～4 个。

做法 鲜马齿苋洗净切碎，猪小肚洗净，然后一起加水煮至猪小肚熟烂，和盐调味，饮汤或佐膳。

功效 清热利水，固涩补肾。马齿苋具有清热解毒、凉血止血、止痒利湿、消炎止痛等功效。猪小肚即猪膀胱，具有清热利湿、益脾补肾等功效。

适应证 前列腺癌症见溺血及尿痛。对于前列腺癌进行放疗所引起的放射性肠炎、膀胱炎，症见便血、尿血、大便频数均有一定疗效。

芪杞炖乳鸽

材料 乳鸽 1 只，黄芪 30 克，枸杞 30 克。

做法 先将鸽子去内脏洗净，腹内纳入黄芪、枸杞，加调料适量，加水炖至熟烂。

功效 健脾益肾，利尿祛湿。黄芪为补气佳品，有益气固表、敛汗固脱、托疮生肌、利水消肿的功效。枸杞有养肝、滋肾、润肺的功效。乳鸽具有滋补肝肾的功效，可以补气血、托毒排脓，可用于治疗恶疮、久病虚羸、消渴等症；对于肾虚体弱、心神不宁、体力透支者、久病体虚均有功效。

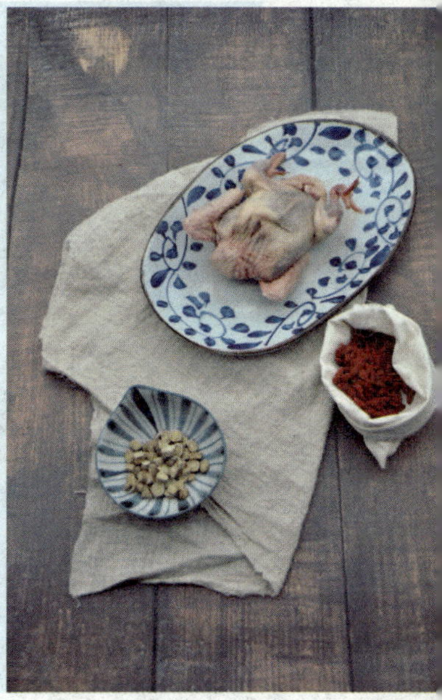

适应证 前列腺癌术后、化疗后脾肾气虚、湿浊内停或者久病脾肾亏虚、疲劳感明显。

水蛇壮腰汤

材料 水蛇500克，炒杜仲20克，牛膝20克，巴戟天20克。

做法 水蛇去皮与内脏，切细段；杜仲、牛膝、巴戟天洗净，与水蛇共煮，熟后以盐、姜等调味即可。

功效 健脾温阳，补肾壮腰。水蛇肉有清热、滋阴的功效。杜仲具有补肝肾、强筋骨等功效。现代药理实验证明杜仲有抗癌和抑癌的功效，其有效成分与其所含的木脂素、苯丙素及环烯醚萜类化合物有关。牛膝具有补肝肾、强筋骨、活血通经、引火下行、利尿通淋等功效。巴戟天具有补肾助阳、祛风除湿、强筋壮骨等功效。

适应证 前列腺癌术后、放疗、化疗、内分泌治疗后，腰膝酸软者或晚期前列腺癌脾肾阳虚。

半枝莲薏苡仁粥

材料 半枝莲60克，茯苓30克，薏苡仁100克，粳米250克，瘦肉200克。

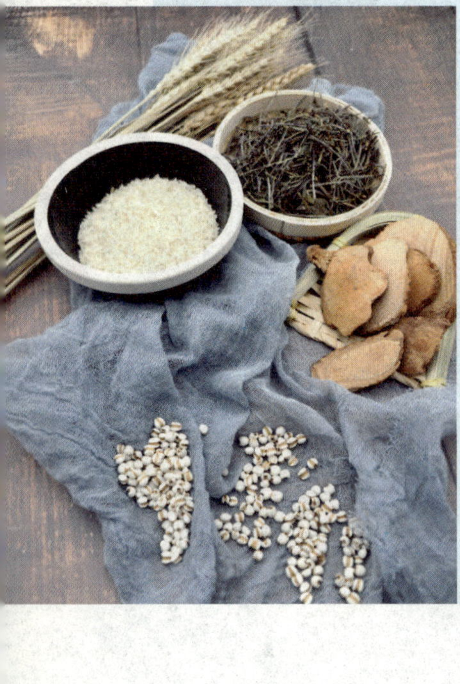

做法 将半枝莲、茯苓洗净，所有材料一起加水1 500毫升，煮开后改用小火煎15分钟，去渣取汁，加粳米、薏苡仁，至煮熟为度。

功效 清热利湿，解毒散结。薏苡仁利肠胃，消水肿，清热消暑，具有利尿的功效。半枝莲能清热解毒，化瘀利尿。茯苓具有利水渗湿、益脾和胃、宁心安神的功效。粳米能补脾胃、养五脏、除烦渴、壮筋骨、通血脉、益精强志等。

适应证 用于治前列腺癌湿热明显。

五子养肾汤

材料 炒车前子 10 克，枸杞子 15 克，菟丝子 15 克，桑葚子 15 克，酸枣仁 15 克，猪脊骨约 250 克。

做法 猪脊骨斩块，洗净备用；将车前子、菟丝子、酸枣仁洗净，装入煲汤袋中，与枸杞子、桑葚子、猪脊骨放进炖盅中，加入水约 500 毫升，隔水炖约 1 小时，至肉熟烂，喝汤吃肉。

功效 滋养肝肾，宁心安神。车前子有清热利尿、渗湿止泻、明目祛痰的功效。枸杞子有滋肝肾、补虚损的功效。枸杞子含甜菜碱、胡萝卜素及维生素 B、维生素 C 等，对体外实验性肿瘤有一定抑制作用。菟丝子有补肾益精、养肝明目的功效。桑葚子含糖、鞣酸、苹果酸和丰富的维生素，有养阴补血、滋润肝肾的功效。酸枣仁有养肝、宁心、安神、敛汗的功效，现代药理研究发现酸枣仁含多量脂肪油和蛋白质，并含甾醇、三萜类、酸枣仁皂甙、维生素 C，有镇静、催眠、镇痛、抗惊厥及降压作用。

适应证 前列腺癌术后、化疗后，脾肾虚衰、腰膝酸软者或晚期前列腺癌脾肾阳虚。

玉竹田七猪腰汤

材料 玉竹 30 克，田七 6 克，猪腰约 150 克。

做法 玉竹洗净，田七切片，猪腰开边和细盐淘洗净后切件，加清水适量，文火煲汤，和盐调味，饮汤或佐膳。

功效 滋阴补肾，祛瘀通络。玉竹有养阴、润燥、除烦、止渴的功效。田七具有止血散瘀、消肿定痛的功效。猪腰可治肾虚腰痛、水肿、盗汗等症。

适应证 各期前列腺癌或者前列腺癌接受手术、放疗、化疗及内分泌治疗后，症见腰膝酸痛、潮热盗汗或浮肿尿血。

党参鱼肚鸡丝羹

材料 党参 20 克，鱼肚 60 克，鸡肉 100 克。

做法 党参切细用纱布包扎；鱼肚清水浸泡半天，切细；鸡肉切细丝。一起加水适量煮熟烂，去党参渣，和盐调味作羹。

功效 补中益气，滋阴补肾。党参有健脾补中、益气生津的功效。鱼肚即鱼鳔，又称鱼胶，有补肾益精、散瘀止血的功效。鸡肉有补中益气、填精添髓的功效。

适应证 各期前列腺癌或接受各种治疗后，症见头晕目眩、疲倦纳呆。

田七土茯苓炖鸡

材料 田七 6 克，土茯苓 200 克，黄雌鸡 1 只（约 500 克）。

做法 田七打碎；土茯苓切细，用纱布包好；黄雌鸡去毛及内脏洗净切成块，与田七、土茯苓一起加入适量清水炖至熟烂，去土茯苓渣，调味后饮汤食鸡肉。

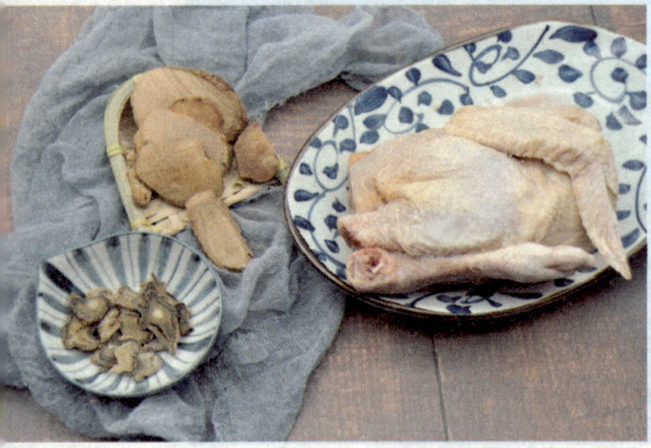

功效 解毒散瘀，填精补虚。田七有通脉行瘀、消肿止痛的功效。土茯苓有清利湿热、解毒利尿的功效。鸡肉一般用未产卵的雌鸡为宜，有健脾益气、填精补髓的功效。

适应证 前列腺癌会阴部或腰骶部肿痛、小便短涩。

杜仲脊骨水蛇汤

材料 杜仲 15 克，猪脊骨 300 克，水蛇肉 250 克。

做法 猪脊骨斩断成块；水蛇去皮、内脏后约 250 克，与猪脊骨、杜仲一起加水适量，煎煮约 2 小时，去杜仲，和盐调味，饮汤食肉。

功效　补肾益髓，滋阴补虚。杜仲有补肝肾、强筋骨的功效。猪脊骨有补阴益髓的功效。水蛇肉有清热滋阴、凉血的功效。

适应证　各期前列腺癌或接受放疗、化疗、内分泌治疗后，症见身体羸瘦、腰膝酸软。

扁豆苡米猪骨汤

材料　扁豆 60 克，苡米 60 克，猪骨连肉带髓 250 克。

做法　将以上三物一起加水适量熬 2～3 小时，和盐调味服食。

功效　健脾祛湿、滋肾补虚。扁豆有健脾和中、化湿止带的功效。苡米即薏苡仁，有健脾祛湿、利水止带的功效。猪骨髓有滋阴补虚的功效。

适应证　前列腺癌接受手术、放疗、化疗、内分泌治疗后或病至晚期脾肾亏虚、痰湿内盛，症见纳呆、疲倦乏力、腰膝酸软、舌苔厚腻。

艾叶枸杞炖鸡

材料　艾叶干品 20 克（鲜品 60 克），枸杞 20 克，未生蛋小母鸡 1 只（约 500 克）。

做法　艾叶洗净捣绒后用纱布包扎；枸杞洗净；未生蛋小母鸡去毛及肠脏，纳艾叶及枸杞入鸡腹，竹签缝口，加水炖烂，去艾叶及竹签，和盐调味，饮鸡汁食肉。

功效　健脾滋肾，温阳益气。艾叶有强壮精气、补益肝肾的功效。枸杞有滋肝肾、补虚损的功效，枸杞含甜菜碱、胡萝卜素及维生素 B、维生素 C 等，药理研究对体外实验性肿瘤有一定抑制作用。鸡肉有补中益气、填精添髓的功效。

适应证　前列腺癌接受手术、放疗、化疗、内分泌治疗后或病至晚期脾肾亏虚，症见纳呆、疲倦乏力、腰膝酸软、手脚冰凉、舌淡苔薄。

海马枸杞煎

材料 海马1条，枸杞20克，猪脊骨约300克。

做法 先将海马用温水洗净，浸泡10分钟。猪脊骨斩细，然后将海马、枸杞、猪脊骨一起放入锅内，加适量清水煎煮至烂熟，和盐调味，饮汤食肉。

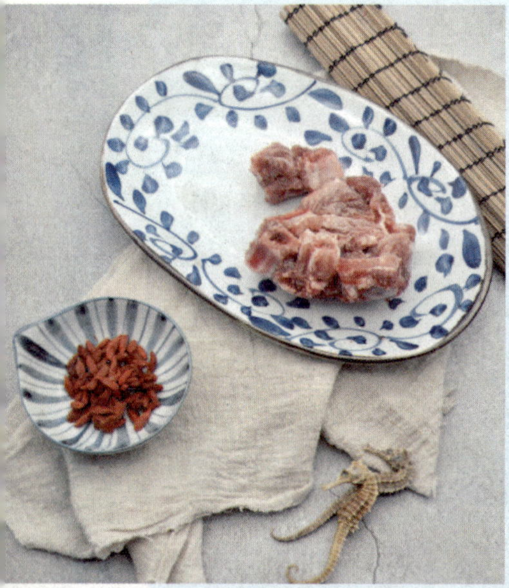

功效 补肾滋阴，消肿散结。海马有补肾壮阳、散结消肿的功效。枸杞有滋肝肾、补虚损的功效。枸杞含甜菜碱、胡萝卜素及维生素B、维生素C等，药理研究对体外实验性肿瘤有一定抑制作用。猪脊骨连髓带肉，有滋阴润燥、补脾益髓的功效。

适应证 前列腺癌接受手术、放疗、化疗、内分泌治疗后或病至晚期脾肾亏虚，症见纳呆消瘦、疲倦短气、腰膝酸软、眩晕消瘦、手脚冰凉。

黑豆海参水鸭汤

材料 黑豆60克，海参60克，水鸭1只（约500克）。

做法 海参用清水反复浸泡一天洗净（或用少量食用碱水煮沸海参以去其灰味后再用清水浸泡，亦可加姜、葱适量焖焗海参后再用清水浸泡）。水鸭宰杀后去毛及肠脏，切方块。将以上食材一起加水炖烂，和盐调味，饮汤或佐膳。

功效 清热养阴，补肾益气。黑豆有清热、解毒、补肾的功效。海参有滋肾、补血、润燥的功效。黑豆、海参、水鸭皆含有丰富的蛋白质等营养，是滋补佳肴。

适应证 各期前列腺癌及接受手术、放疗、化疗、内分泌等治疗后，或各种癌症，症见烦躁心悸、消瘦虚衰。

半枝莲水鱼汤

材料 半枝莲 50 克，水鱼 1 只（约 500 克），猪骨 200 克。

做法 半枝莲洗净切断，用纱布包扎。水鱼宰杀去肠脏后切细，猪骨斩细，与半支莲一起加水适量炖熟烂，去半枝莲渣，油盐调味，饮汤食肉。

功效 散瘀清热，滋阴补虚。半枝莲有清热解毒、散瘀止血、利尿消肿的功效，现代药理研究表明半枝莲有一定的抗癌作用。水鱼含丰富蛋白质、氨基酸及多种维生素，有滋阴补虚、濡养肝肾的功效。猪骨有补阴益髓的功效。

适应证 晚期前列腺癌会阴部肿痛、形体虚弱。

茵陈鲫鱼汤

材料 绵茵陈 15 克，白术 15 克，赤小豆 30 克，鲫鱼 1 条（300～400 克），生姜 15 克。

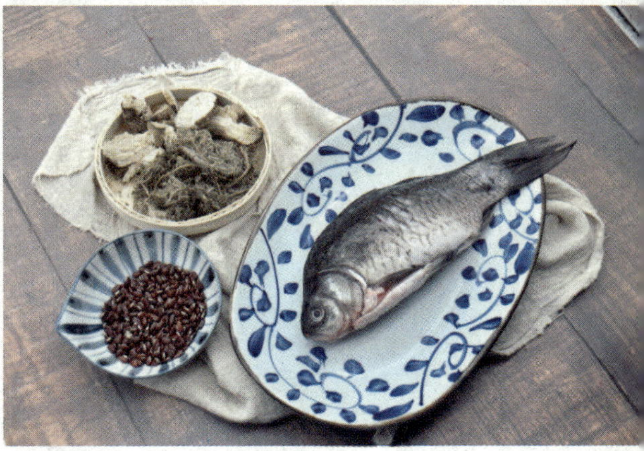

做法 绵茵陈、白术、赤小豆洗净。鲫鱼剖净，生姜切片，加清水适量炖至熟烂，油盐调味，饮汤或佐膳。

功效 健脾祛湿，利水消肿。绵茵陈有清湿热、退黄疸的功效。白术有健脾和中、开胃祛湿的功效。赤小豆有利水祛湿、止痢排脓的功效。鲫鱼有健脾和胃、祛湿止痢的功效。鲫鱼营养丰富，肉厚味美，尤宜虚人调养。

适应证 各期前列腺癌或接受放疗、化疗、手术、内分泌治疗后，症见疲倦乏力、水肿、大便溏烂、小便不利及黄短患者。前列腺癌接受放疗后出现放射性肠炎患者可以斟酌使用。

前列腺癌食补是帮助患者恢复身体的补充剂。但与药补一样，食补也要根据身体状况选择使用，不能盲目去补，盲目、大量地补食高档食品也会出问题。实际在古代药叫作毒，是借助其独特的气、味、归经等偏性以攻邪，达到治疗疾病的效果，而且中药非常注重采摘时间及对症下药。《黄帝内经·素问》中说："毒药攻邪、五谷为养、五果为助、五畜为益、五菜为充……"因此，除了西医治疗、食补，中药吸取五千年中华文明也值得推崇。

禅师篇

摆正心态，认识肿瘤
战略藐视，战术重视
处乱不惊，带瘤生存

一、前列腺癌患者的心理特征

一般来说，前列腺癌患者几乎都有不同程度的心理障碍，根据其发病前的性格、文化修养、家庭背景、社会经济地位和病情轻重，临床表现可多种多样。同时，由于前列腺癌发病很多都是中老年男性，具有独特的中老年男性和患者双重心理特征。

（一）恐惧心理

恐惧，指的是人面对现实的或想象中的危险、自己厌恶的事物等产生的惊慌与紧急的一种心理状态，伴随恐惧而来的是心率改变、血压升高、盗汗、颤抖等生理上的应急反应，有时甚至发生心脏骤停、休克等更强烈的生理反应。随着医学科学的进步，目前前列腺癌的病死率已有一定程度的下降，但前列腺癌毕竟是难治之症，因而对前列腺癌的恐惧心理是广泛存在的。在得知诊断为前列腺癌的初期，一些患者会由此而引起恐慌和惧怕，似乎死亡就要来临，惶惶不可终日。患者在治疗的过程中，由于症状加重或病情恶化，也会产生恐惧心理，认为前列腺癌是不可治的“绝症”。

（二）悲观心理

悲观，通常是指精神颓丧、对事物的发展缺乏信心的一种心理状态。前列腺癌患者在得知自己确诊为前列腺癌以后，或在前列腺癌的治疗过程中出现病情的反复、复发与转移，都可能出现悲观心理。患者往往情绪极其低落而不能自拔，对未来的生活失去信心。

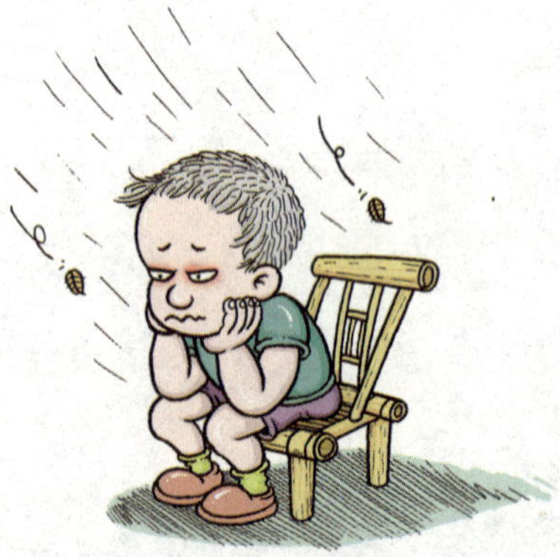

（三）抑郁心理

抑郁，一般来说是指心有愤恨，不能诉说而烦闷的一种心理状态。抑郁心理是肿瘤患者较多见的一种心理表现。例如，前列腺癌患者所出现的情绪低落，甚至不活动、沉默不语等行为退缩症状，大都与抑郁心理有关。很多原因均可引起前列腺癌患者出现抑郁心理：患病后的巨大精神压力可造成心情抑郁；患者自动形成的内向个性往往是形成抑郁心理的基础；亲友、同事的疏远，与配偶及家庭中和睦关系的变化等社会因素易产生抑郁心理环境；因治疗费用的增加而造成的经济负担更刺激抑郁心理的产生。此外，医学原因引起的患者抑郁心理也是不容忽视的，例如低血钾、高血钙等代谢障碍，内分泌调节的紊乱，以及营养不良和放疗、化疗等毒副反应等，都可以产生抑郁心理。

（四）脆弱心理

脆弱，通常是指经不起挫折，在情感上不坚强的一种心理状态。脆弱心理也是肿瘤患者常见的心理表现。例如，患者经不起任何刺激，生活中的微小刺激都会对其精神造成打击而使其出现痛哭、悲伤等情志方面的发泄，以往曾长期处于良好的工作、生活条件和优越的社会、经济环境中的患者表现得更为激烈。

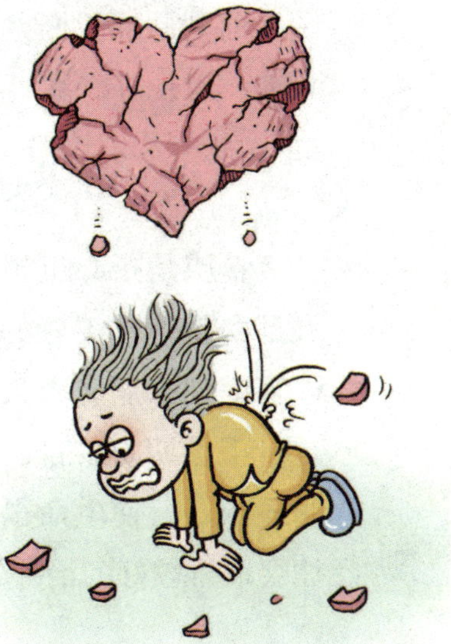

（五）焦虑心理

焦虑是个体对一个或多个模糊的、非特异性的威胁做出反应时所经受的不适应感和自主神经系统功能紊乱状态。焦虑是在威胁发生之前，预计可能会给患者本人造成危险或需要做出极大努力去应对的情况而产生的情绪反应。个体产生过度焦虑且无法控制，则会给自己的身心健康造成不良影响。焦虑心理是前列腺癌患者常见的情绪反应，确诊之前的怀疑诊断引起患者的焦虑；确诊之后的病情变化经常会使患者的焦虑心理随之加深。对预后不良的恐惧和治疗结果的悲观，都可能成为焦虑的原因。焦虑的程度与患者的病情和以往的性格特征有关。焦虑明显时，可能出现疲乏、失眠、多汗、心悸、胸闷、颤抖、头痛等症状。

（六）否认心理

否认通常是指不承认事物的存在或事物真实性的一种心理状态。这类患者不多见，其往往不承认医院做出的诊断，还否认已有的现实，并拒绝接受相应的治疗，以暂时维持心理平衡。此类患者大都是以这种否认心理来压抑自己对疾病的强烈情绪反应。

（七）接受心理

接受主要是指对事物容纳、承认而不拒绝的一种心理状态。前列腺癌患者中大多数都是持接受心理，从思想上接受通过医院的理化检查而做出前列腺癌诊断的这一现实。此后，有的患者则由此对周围事物不感兴趣，出现沉默寡言、冷漠落魄等情志方面的变化。

（八）希望心理

希望是指心里想着或期盼着达到某种目的的一种心理状态。每一个人都渴望追求美好的生活，对未来抱有希望，前列腺癌患者也不例外。许多前列腺癌患者虽然都承认已患有难治之病的现实，但他们对医治抱有希望，期盼着自己所患的病能被治愈，或通过治疗使疼痛等不适症状明显减轻，使生命得到延续。这类患者都能积极配合医务人员治疗，往往会取得较好的治疗效果。医护人员、家属、亲朋好友要给患者以希望。

（九）奋发心理

奋发指的是情绪高涨、精神振奋的一种心理状态。持有奋发心理的前列腺癌患者，往往对恢复健康、战胜肿瘤充满信心，这经常会成为患者战胜疾病的动力。此类患者不仅积极主动配合医生的各种治疗措施，此外还经常参加八段锦、太极拳、气功等康复锻炼，并组织参加一些与肿瘤康复有关的社会公益活动。有奋发精神的肿瘤患者大都能得到很好的治疗效果，有时甚至会取得意想不到的好疗效。

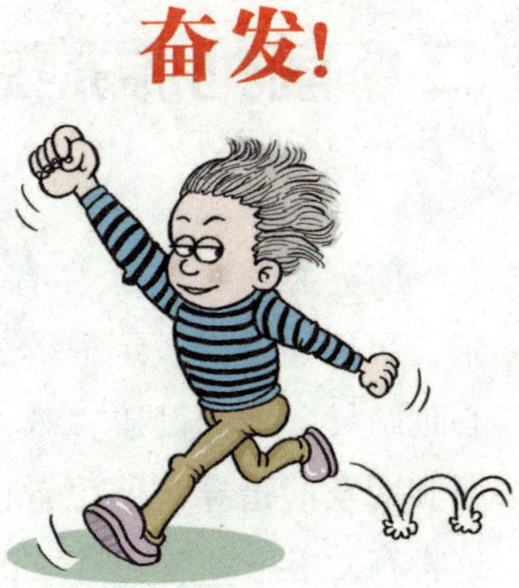

（十）自尊心理

自尊亦称自尊心、自尊感，是个人基于自我评价产生和形成的一种自重、自爱、自我尊重，并要求受到他人、集体和社会尊重的情感体验。自尊是人格自我调节结构心理成分。自尊有强弱之分，过强则成虚荣心，过弱则变成自卑。经过一生的辛劳，老年人最害怕的是得不到别人的尊敬，害怕周围人把自己当作废人。一方面，他们认为自己理应受到别人的尊敬和照顾，希望得到家人的恭维，愿意让人对其百依百顺。他们容易发脾气，往往不服老，否认病情，希望自己健康长寿。另一方面，由于前列腺癌涉及男性生殖，具有一定的“隐私”，患者又害怕自己各种能力的丧失，担心自己成为子女的累赘，担心疾病所带来的痛苦等。

（十一）颓废心理

颓废指的是意志消沉、精神萎靡的一种心理状态。老年人辛苦忙碌了大半生，退休后常常感到空虚和茫然；患癌生病，许多人对突然改变的生活极不适应，又因为自己患病对子女的拖累而感到不安。一旦疾病加重，最起码的安全感也将要丧失。如果家人因工作忙碌，对老人照顾不周，会加重患者的孤独心理，使他们认为自己已是无用之人，生命之火即将燃尽，颓废心理随之产生，甚至隐瞒病情。

二、前列腺癌患者治疗后的情绪变化

前列腺癌患者大多有明显的心理变化，通常表现为不同程度的紧张、恐惧、抑郁、焦虑等，有的甚至出现明显的精神症状。因此需加强心理疏导，加强健康宣教，帮助患者赢得社会支持。还要加强对患者家属和朋友的指导，使患者得到家属和社会的关心、理解、尊重和支持，这将有助于患者减轻紧张、焦虑等症状。

如果前列腺癌的内分泌治疗以手术摘除睾丸为主，术后患者有可能产生被阉割感和自卑感。有一部分患者还需进一步行术后放疗、化疗，这些疗法均可损害患者的性器官、性功能和生育能力，令其感到巨大的心理压力。个别患者可产生急躁易怒甚至悲观失望等不良情绪，以至于影响康复、加重病情。医务人员应与患者亲友一起，耐心细致地开展说理开导工作，鼓励患者正视疾病，树立战胜疾病的信心。还可利用多种娱乐方式，如音乐舞蹈、琴棋书画、观光旅游等，以减轻患者的异常情志反应，消除病理性情志因素，从而利于患者疾病的痊愈和身心的康复。

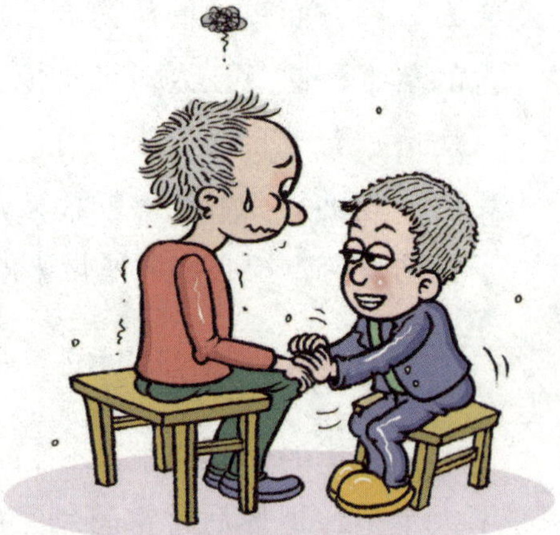

由于前列腺癌与雄性激素关系密切，所有对前列腺癌的治疗对性行为都有类似的副作用，尤其是内分泌治疗。最常见的问题就是性欲降低，这也可能是男性保持勃起和达到高潮有问题的原因。用雌激素进行治疗，在外貌上会有一定的变化，但大多数人不能注意到差别。

没有了睾丸或接受激素疗法的男性常觉得自己像一个不健全的男

人，害怕在外貌和个性上变得女性化。其实作为男人是天生的而不是赖于荷尔蒙的作用，前列腺癌的激素疗法可以降低一个男人的性欲，但无法改变他期望的性行为种类。

三、心理状态对前列腺癌疾病康复的影响

90%以上的肿瘤患者均与精神、情绪有直接或间接的关系。精神创伤、不良情绪可能成为患癌的先兆，前列腺癌患者也不例外。

中国科学院心理研究所的研究结果表明，现代生活中，工作和学习上的长期紧张、工作和家庭中的人际关系的不协调、生活中的重大不幸是致癌的三个重要因素。恶劣情绪可能是前列腺癌的活化剂，社会心理紧张刺激引起的恶劣情绪可以降低和抑制机体的免疫能力，减弱免疫系统识别、清除恶性细胞的监视作用，从而使恶性细胞株得以增殖。良好的情绪犹如一剂心药，对癌细胞有强大的杀伤力，是任何药物所不能代替的，如患者情绪乐观，积极配合治疗，能正确认识疾病，就能延长生存期，提高生存质量。

（一）良好的心境是前列腺癌患者康复的重要条件

临床心理学研究表明，良好的心理状态可以从多方面防治前列腺癌的发生、发展，促进前列腺癌患者的康复。

前列腺癌患者的积极情绪可以使患者主动配合医护人员采取各种必要的治疗措施，并能耐受某些治疗措施的毒副反应，完成所需要的疗程，从而提高恶性前列腺癌的治疗效果。

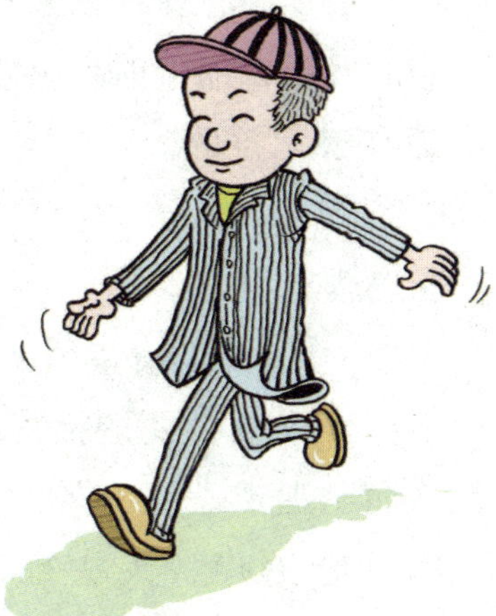

前列腺癌患者的乐观情绪可以使患者从思想上正确对待前列腺癌这一难治之症，相信前列腺癌是可以战胜的。这样，患者的情志条达，情绪稳定，对生活充满希望，从而生活安排得合理有序。他们像正常人那样生活和工作，为国家和社会做出贡献，不仅提高了自己的生存质量，而且增加了前列腺癌的长期控制，甚至临床治愈的可能性。

患者的良好心理状态使患者情绪振奋，具有与前列腺癌拼搏斗争的奋发精神。这样患者往往能主动采取气功、太极拳等有效的康复治疗措施，长期坚持，风雨无阻。具有奋发拼搏精神的患者，即使遇到病情的波动也能泰然处之，在与前列腺癌的斗争中去感受人生，创造生活乐趣，体现人生的价值。这样患者往往能取得良好的治疗效果。

心理因素在对前列腺癌的影响中起重要作用。前列腺癌患者的积极情绪可以有效地调节机体神经内分泌系统的功能，从而抑制或延缓前列腺癌的发展，有利于各种综合性的康复治疗措施更好地发挥治疗作用，取得良好的治疗效果。

情绪可以影响免疫功能。前列腺癌患者的良好心理状态，还可以通过中枢神经的调节而增强机体的免疫功能，纠正机体的免疫缺陷，降低或阻止放疗、化疗所引起的免疫功能的抑制，提高机体的抗前列腺癌免疫能力，促进前列腺癌患者的康复。

（二）消极的情绪会加重前列腺癌患者的病情

不良的心理状态，不仅会促进机体发生前列腺癌，还会促进前列腺癌的发展，加重前列腺癌患者的病情，甚至死亡，对前列腺癌患者来说是有害无益的。一般来说，消极情绪可以从多方面导致前列腺癌恶化。

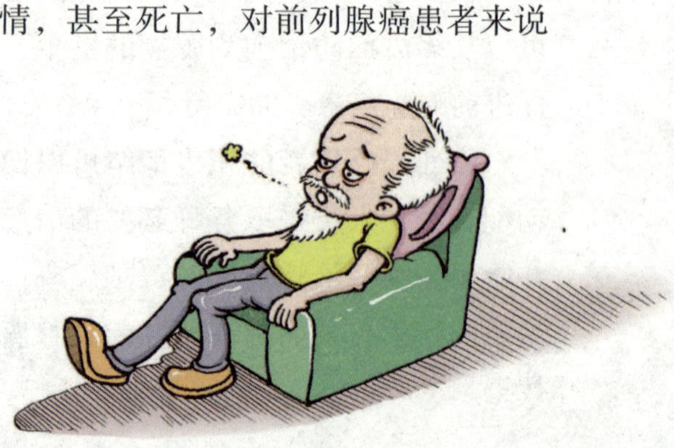

（1）消极情绪可能使患者不积极采取必要的治疗措施，从而延迟或耽误有效的前列腺癌综合治疗，失去确诊后早

期、中期有利治疗时机，导致前列腺癌的进一步发展扩散。

（2）消极情绪可能使患者不主动配合医院医护人员的治疗，医生难以采取有效的治疗措施，勉强接受的治疗手段不能有效地发挥作用。此外，消极情绪还可能使患者饮食锐减，因营养不良而迅速消瘦，甚至导致恶病质的提前发生。

（3）消极情绪可能使患者错误地认为前列腺癌是不治之症，听天由命，任其自然，无所作为。患者不愿采取内分泌治疗、中药、气功、太极拳等有效的康复治疗措施，不注意生活的合理安排，失去了宝贵的综合系统治疗机会，使病情快速恶化。

（4）消极情绪可能使患者机体早已存在的神经内分泌的失调进一步加剧，促进病情的恶化。前列腺癌细胞同胚胎细胞一样按照几何级数分裂生长，从单一的癌细胞分裂到形成一个巨大的肿块需要经历较长的时间，这一过程受各种内外因素的影响。前列腺癌患者的消极情绪直接影响下丘脑对机体的神经内分泌调节，促进前列腺癌的快速恶化。

（5）不良心理状态和紧张情绪，可以通过中枢神经系统来降低机体的免疫功能，表现为巨噬细胞吞噬能力下降，胸腺功能失调，抑制抗体产生，使自身稳定与免疫监视功能产生障碍，从而机体的抗前列腺癌能力降低，促进前列腺癌的快速恶化。

四、家人的关心和支持是战胜疾病的利器

人的一生，辛苦忙碌，离不开家人的支持。患癌生病后，家人的关心和支持显得更加重要，可以说，家人是患者的“定心丸”，家人的理解和支持是抗癌治病最好的“定海神针”，起到的作用是非常大的。

家人应当理解患者，无论物质上、经济上，还是精神上，都应该给予患者最好的支持，给予患者无微不至的关怀，照顾到他们独特的心理

特征，安抚他们的情绪，减轻他们的心理负担，使他们老有所养，无憾于此生，从而为提高他们的生命质量尽微薄之力。

（一）心理支持

对于前列腺癌患者，家人要给予强有力的心理支持。对他们进行鼓励和安慰，尊重他们，适当安排他们的活动，减轻他们的孤独感，让他们感到自己病有所养、病有所依，增强他们战胜疾病的信心。

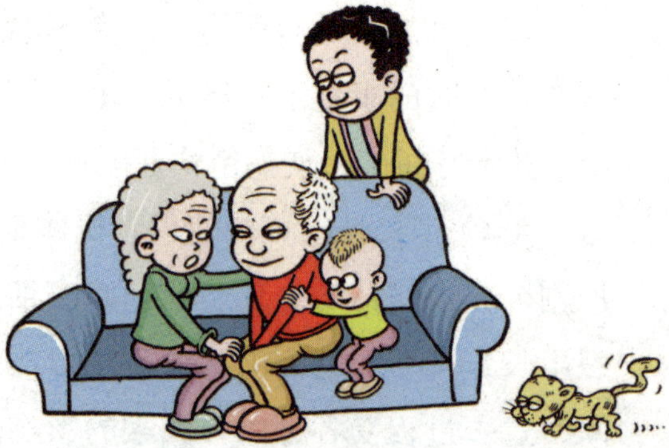

（二）关心照顾

无论在生活上还是在心理上，对前列腺癌患者都要适当关心，了解他们的需要，帮助他们安排好每日的活动，鼓励他们参加各种活动，转移他们的注意力，帮助他们调节情绪。

（三）积极暗示

积极的暗示是积极的精神刺激，对身心健康大有裨益。生理学、心理学研究明确指出：在恶性精神刺激（如嘲讽、悲观、情绪低落）下，身体中会自然形成一种紧张的压力，这种压力将削弱人体抵御前列腺癌的能力。

家属可以给患者讲述一些名人的抗癌故事，如焦裕禄、周恩来，他们在患癌期间，仍一如既往地处理各种事务，临“癌”不乱，更没有重病缠身之态。也可以列举一些患者熟悉的朋友、同事患癌后如何康复的事例，以他们的抗癌经历暗示患者，患病后仍应保持良好的精神状态和必胜的信心，或者让患者参加适当的工作或做些力所能及的事情，如看电视、看电影、打太极、养花等，暂时将前列腺癌置之脑后。

（四）注重“话聊”

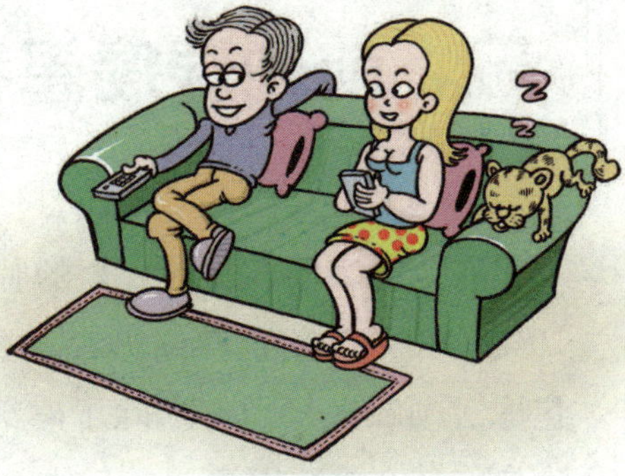

在前列腺癌患者接受手术、放疗、化疗、微创治疗等各种治疗前前后后，与患者进行优良而有用的沟通，以及各种良性的心理干涉，对帮助其克服各种不良情绪有非常重要的作用。在前列腺癌患者接受化疗、放疗的同时，也不忘与其“话聊”。“话聊”就是谈话聊天，虽然方式复杂，但作为前列腺癌诊疗中的重要心理干涉方法，日益得到重视，近几年已越来越多地被采用。

（五）不要事事包办

值得注意的是，有的时候家属对患者不要事事为他们包办，不要事事不说，这样反而容易引起患者的怀疑，导致他们丧失自信心，增加他们的无用感、无助感，同时也会给他们造成病情加重的假象。最好是在具体项目上，可以由患者根据自己的爱好来选择，如一家人要出去旅游，具体到哪里玩、订什么酒店、吃什么样的饭菜等可以由患者来选择操办。

（六）正确认识疾病，正确面对生死

根据患者的性格特点，家人可以与患者共同讨论生死的问题，帮助他们树立正确的生死观，引导他们走出惧怕死亡的阴影，培养其良好的情绪。

五、前列腺癌患者自我心理康复的方法

有调查表明，目前死亡的肿瘤患者有 30% 是被活活“吓”死的，而 70%～80% 的前列腺癌患者有不同程度的心理障碍，主要表现为抑郁、焦虑、烦躁、恐惧等。除了癌细胞，心理因素正成为扼杀前列腺癌患者生命的一个重要因素。

心理障碍与两大因素密切相关。一是前列腺癌恶性度，二是患者的心理素质。患了前列腺癌，临床治疗仅是一个方面，更重要的在于克服不良心理，构筑起抗癌的心理防线，这对强化自身免疫力，阻止和延缓病程的进展至关重要。

大量事实表明，前列腺癌患者保持乐观的生活态度，树立战胜疾病的信心，坚信自己的康复能力，是克服癌魔的首要前提。因此，在治疗过程中，医护人员应帮助前列腺癌患者学会自我康复方法，这样能提高机体的免疫力，缓解症状，甚至使前列腺癌消退。

（一）坚定信心

前列腺癌患者病前多为性格抑郁者，他们在病前往往处于多种不良的心理应激中，其性格中缺乏良好的心理平衡，有的患者甚至长期处于悲哀、绝望、愤怒的恶性心理环境中。患者在患前列腺癌后，如果能坚定信心，及时调整心理状态，积极乐观，则可以有效地缓解病情。

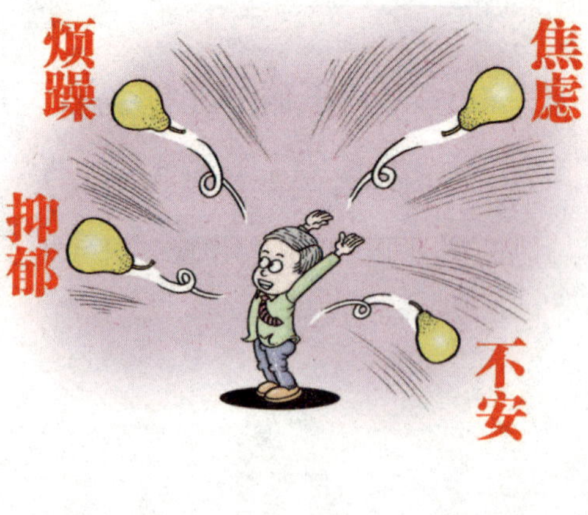

（二）宣泄内心苦闷

在确诊为前列腺癌后，患者心理活动十分复杂，往往陷入悲观绝望、情绪低落之中，沉溺于这种情绪状态中，将会影响患者机体的抵抗力，使病情趋于恶化。因此，患者要及时向家人、好友、医护人员倾诉自己的痛苦与烦闷，让自己内心中的有害情绪释放出来。

（三）放松心情

人在紧张状态下，可对机体产生各种不利的影响，尤其是前列腺癌患者更是如此。所以，为了发挥患者的主观能动性，应放松心情。通过身心的放松，排除外界干扰，调节神经内分泌活动，可以使心率减慢，呼吸深而缓，血压下降，耗氧量减少，大脑也因此而得到休息。这样可以有效地缓解紧张，有利于人体能量的积累和机体的康复。

（四）参加文体活动

前列腺癌患者不应因患病而减少人际关系交往，医护人员应鼓励其尽量多参加各种人际交往，尤其是应积极参加各种集体性娱乐活动。在这些集体活动中与好友交往，交流自己抗病的经验，并从中得到鼓励和帮助，可使自己忘却烦恼，鼓足勇气战胜疾病。

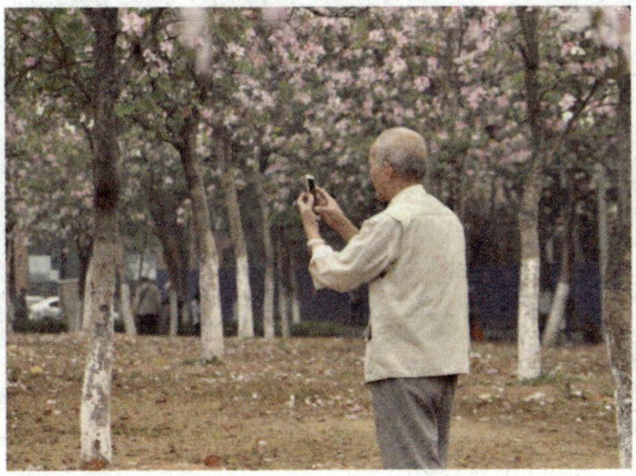

六、前列腺癌患者需要学会自我调节

前列腺癌患者要学会转移注意力，在力所能及的前提下，干点工作或打太极拳、练气功、散步及做些家务、看电视节目、听广播、与人聊天等，会使心境自然随之轻松愉快些。

要敢于面对现实，多了解自己周围那些患癌后长期生存的前列腺癌患者的生活经验，多看鼓励人们与疾病及厄运抗争的科普读物，不断为自己添油加劲，增强精神上的安全感。

患者要能清楚地意识到长期极度的忧虑会扰乱心理平衡，导致严重失眠，影响正常的食欲及其他各种有益的欲望，从而引起体内生理功能和能量代谢紊乱。只有乐观地面对现实，保持健康良好的心理状态，才能获得巨大的力量和勇气，战胜悲观失望的“自我”，对促进健康和提高生活质量大有裨益。

心理上的平衡，能产生无穷的抗癌活力，所以要珍惜自己的心理健康。前列腺癌患者的心理自我调节，对提高他们的抗癌自信心和生活质量能起到积极作用。

无论是大病小病，恶性还是良性，我们都应坦然面对这一客观现实。尤其是对恶性前列腺癌，就如同针对凶恶的敌人一样，我们要有勇于斗争、敢于胜利的决心，要树立一个强大的精神信念。如果患者在各种挫折下丧失了斗争的信念，精神也被打垮，那么即使是有希望治愈的疾病，最终也会无药可救。太过纠结过去，再多的“想法”也是徒然，于事无补，对身体疾病的恢复毫无帮助，倒不如正视疾病，拿起武器来对付它。更何况在科学技术飞速发展的今天，不断有新的抗癌药物或治疗技术被发展并用于临床，在前列腺癌的治疗上随时都可能有重大突破，生命每延续一天，就可能会获得新的机遇和希望。所以对患者本人来说，只要还有一口气，一线希望，其信念和精神就绝不能垮掉。

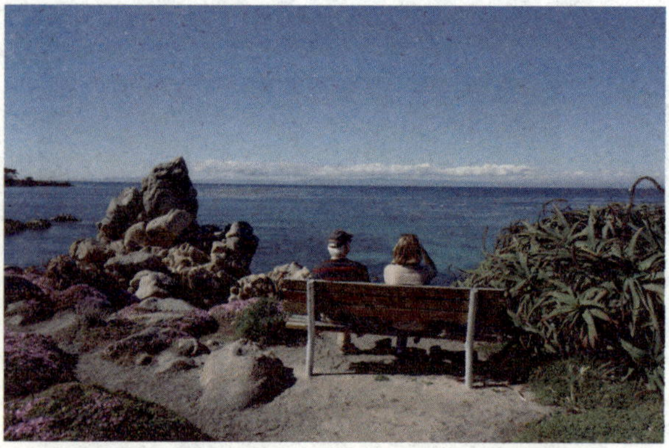

行者篇

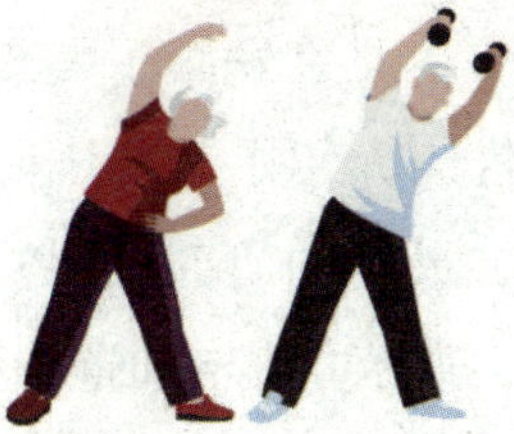

按时作息，精神饱满
适当文娱，愉悦身心
合理锻炼，逐步康复

一、久坐不动，前列腺癌不请自来

老李是单位的笔杆子，写材料 20 多年，就练了 20 多年的“坐功”，“最多的时候一天坐 10 个小时不带动的”。但没想到，近两年来尿急、尿频、会阴部隐痛不适，一检查竟是前列腺癌。

上班坐一天，下班坐一路，是现今许多白领生活的写照。久坐不动除了会引起腰酸背痛，殊不知还会让“肿瘤君”不请自来。

研究发现，肿瘤是一种生活方式的疾病。2007 年 10 月 31 日，世界癌症研究基金会（WCRF）在北京发布了《食物、营养、身体活动和癌症预防》的第二份专家报告，介绍了目前国际上在食物、营养、身体活动与癌症预防领域最全面、最新的研究结果。这份报告让我们警醒：运动量的减少，脂肪的过剩，都有可能增加罹患癌症的危险。

随着现代人生活方式的改变，工作、学习“坐着”的时间越来越长，许多人坐下了就不想动。上班一坐就一天，回家陷在沙发里不想动……千万别以为久坐的危害仅仅只是伤颈椎、脊椎。活动量越多，人体免疫细胞的数量就越多，久坐不动则反之，人体免疫细胞减少，大大增加了患病的概率；久坐的人比常运动的人易罹患前列腺癌。

长期久坐，缺乏运动，过分养尊处优，易使人体气血不畅，脾胃功能减弱，从而发生各类疾病，如肥胖病、糖尿病、脂肪肝等病变，为进一步癌变埋下祸根。

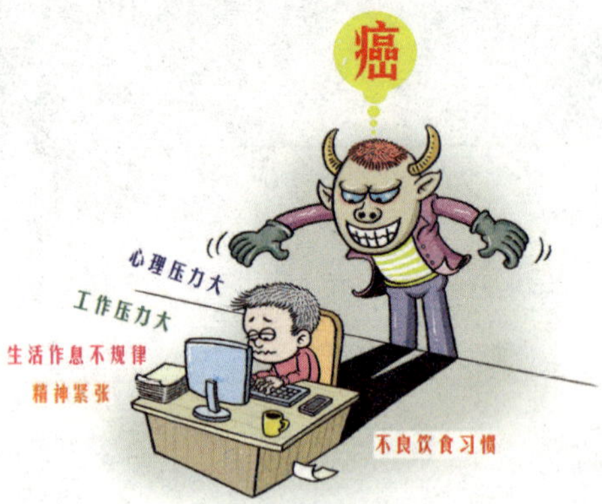

美国杜克大学医学中心科研人员跟踪调查 190 名男性后发现，久坐

不动的人要比经常保持适度运动的人更容易罹患前列腺癌，而经常适度锻炼身体还有助于缓解前列腺癌患者的病情。报告主要作者安东涅尼说，随着运动量增加，患前列腺癌的风险会随之降低。

运动能有效降低患前列腺癌的概率。诺贝尔生理学或医学奖评选机构瑞典卡罗林斯卡医学院的研究人员对45 000名成年男性进行研究后发现，大部分时间坐着的工作人员患前列腺癌的概率要比从事高强度体力工作的人高28%～50%。相对而言，有一半工作时间坐着的人，患上前列腺癌的概率则要比整天坐着的人低20%。比如，每天步行或骑车超过1小时的男性患该病的概率要比每天步行或骑车不足40分钟的男性低14%。研究人员指出，如果男性在青年时代和中年时代经常运动，那么他患前列腺癌的风险就会大大降低。

这是为什么呢？问题就出在“久坐不动”上。

久坐时，人体上半身的重量全压在下半身，位于会阴部的前列腺深受“重压”之害，血液循环不好，代谢产物堆积，使得前列腺腺管阻塞，腺液排泄不畅，造成前列腺慢性充血，进而引发前列腺炎，严重者可能导致前列腺癌。

长期久坐，体力相对消耗较小，盆腔和腰骶部血液循环因受压而减慢，摄入的脂肪、蛋白质的消化分解和排泄较慢，容易在体内堆积，其中的某些有害成分可较长时间刺激人体的器官，引起恶变。

如果是脑力劳动者，大脑皮质过于疲劳，可导致内脏调节神经功能降低和免疫力的下降，对内脏功能的调节失常，使器官病变。

二、久坐不动不利于前列腺癌的康复

有些人得了病，就整天躺在床上，一动不动的，什么也不做，饭来张口，衣来伸手；有的家属一见家人得病了，什么都帮着做，什么也不让做，什么地方也不让去。其实这是有悖养生之道、有悖常理的。前列腺癌患者也应该适当活动一下。

“你要好好休息！”医生往往会这样建议患者。那么前列腺癌患者要怎么注意休息，是不是什么事情都不做，单纯睡觉就可以？当然不是。前列腺癌患者好好休息，指的是应该做好生活起居，摄生调养，做好康复工作。如遵守正常的作息时间，在不影响体力的状况下，做点运动；在力所能及的前提下，做点事情。打太极拳、练八段锦、练气功、散步及做些家务活、看电视节目、听广播、听音乐、与人聊天等，会使心境自然随之轻松愉快些，有利于养生，抗癌路程将走得更远。

研究结果显示，适当运动可以改善患者的情绪，消除忧虑和烦恼，在心理上减轻人体免疫系统的压力。临床资料表明，肿瘤患者经常进行有氧呼吸运动，散步或跑步，做柔软体操，做伸展运动，游泳、骑车或参加集体运动，可使身心愉快和欢畅，可以消除一些紧张情绪，从而减少忧虑，改善自我形象。忧虑和烦恼常常会危害人体的免疫功能，运动则可帮助一些人减轻精神压力对免疫系统的损害。

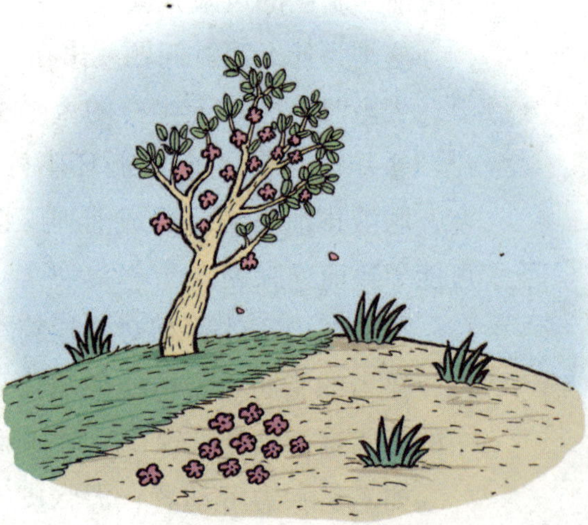

此外，运动能锻炼人的意志，增强战胜肿瘤的信心和毅力。要想战胜疾病，必须要有超乎常人的信心和毅力。当患上重病尤其是得了肿瘤之后，必须要有顽强的意志力，战胜恶魔的信念，强大的毅力，积极向上的乐观情绪，超乎寻常的勇气以及压倒病魔的气概。英国的专家曾对 1 157 名患前列腺癌患者进行了细心的观察，发现对治愈疾病充满信心的患者，10 年生存率占 70%，而那些因为得病后就失去信心而陷入绝望困境的患者 80% 手术后不久便去世了。所以，我们有理由相信，通过运动，增强自己的信心和毅力，配合合理的药物治疗，就一定会出现“病树前头万木春”的喜人局面。

三、前列腺癌患者适宜的运动方式

美国医学会防癌协会建议人们每周至少参加体育锻炼 2～3 次，每次至少半小时，剧烈程度以能忍受、不感到过分疲劳为宜。运动锻炼能激活肿瘤患者的自身免疫系统，提高患者自然抗癌能力，有效地改善肿瘤患者的压抑状态。因此，适量运动对肿瘤患者的康复是非常有益的。

随着肿瘤研究的进展，对肿瘤的治疗方法也不断增多。但基本都离不开两个方面，即用手术、放疗、化疗等清除病灶；用中药、免疫疗法来改变机体内环境，增强抵抗力。这些治疗方法都是靠医生从外部给患者以物质的治疗方式实现的，忽视对患者自身因素的调整。

肿瘤患者如果长期卧床，身体处于废用状态，会使关节僵直，肌肉萎缩。卧床时间越长，恢复体力所需的时间也越长。在此情况下，可以让患者循序渐进地在床上做些适合于自己体力和耐力的锻炼。当病情好转并可以下床活动时，则可进行活动量稍大的锻炼。患者家属也可以帮助活动关节以防止关节僵硬水肿、褥疮等。这样可使肌肉不至于萎缩，关节不至于僵硬。还可减轻骨脱钙，防止褥疮和血栓形成，并使患者增进食欲，远离疾病。

八段锦、太极拳、五禽戏也都可以防治肿瘤，促进患者的康复，它们不仅重视对患者心理因素的调整，而且强调通过自我精神调节，调动人体生理潜力，起到强身治病、为人类造福的作用。因此，肿瘤患者如能正确对待自己的疾病，能较好地掌握一些中医保健操的要领进行锻炼，并与

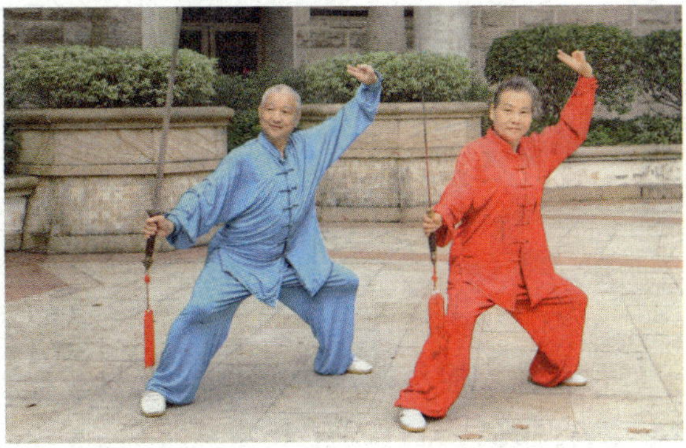

其他疗法相结合，对减轻症状、缓解精神紧张、消除焦虑情绪、促进食欲、增强体质、提高机体免疫力等是非常有益的。身心健康状况的改善有利于机体对肿瘤的控制和转化。

运动的类型可以根据个人的具体爱好、具体情况加以选择，以下为比较适合于前列腺癌患者的部分运动方式。

（一）散步

适合于除卧床以外的各种肿瘤患者，因运动量小且简便易行，尤其适合于刚手术后、放化疗期间及体弱年老患者的锻炼，散步可使人心情恬静、精神愉快、气血冲和。我们提倡前列腺癌患者要养成散步的良好习惯，每日步行 30 分钟左右，坚持下去，必有好处。

（二）钓鱼

对于身患重疾的肿瘤患者来说，垂钓可促进身心健康，它使人既紧张专一，心情舒畅，又动静结合，能起到药物所不及的作用。

（三）登山

肿瘤患者在力所能及的情况下，适当地进行登山活动，对于提高身体素质，放松精神，开阔视野，克服悲观情绪，树立与肿瘤拼搏的顽强意志都极为有益。

（四）站式八段锦

如果你还是行动自如，那不妨学习一下八段锦，体会动与静的结合，形与神的统一，身体舒展，气机流畅，心中平静安详。以下是站式八段锦的练习要领。

1. 站式八段锦口诀

双手托天理三焦，左右开弓似射雕，调理脾胃须单举，五劳七伤往后瞧。摇头摆尾去心火，两手攀足固肾腰，攒拳怒目增气力，背后七颠百病消。

2. 站式八段锦练法

（1）双手托天理三焦。自然站立，两足平开，与肩同宽，含胸收腹，腰脊放松。正头平视，口齿轻闭，宁神调息，气沉丹田。双手自体侧缓缓举至头顶，翻转掌心向上，用力向上托举，足跟亦随双手的托举而起落。托举数次后，双手翻转掌心朝下，沿身体前方缓缓按至小腹，还原。重复做 8 次。

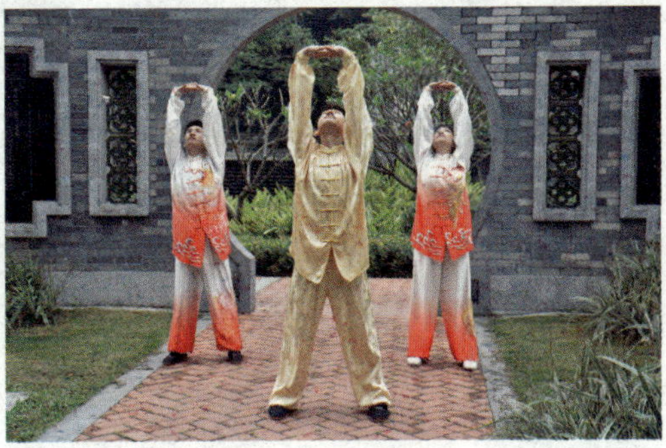

（2）左右开弓似射雕。自然站立，左脚向左侧横开一步，身体下蹲成骑马步，双手虚握于两髋之外侧，随后自胸前向上画弧提于与乳头水平一样的高度。右手向右拉至与右乳头水平一样的高度，与乳距约两拳许，就像拉紧弓弦，开弓如满月；左手捏剑诀，向左侧伸出，顺势转头向左，视线通过左手食指凝视远方，意如弓箭在手，蓄势待发。稍作停顿后，随即将身体提起，顺势将两手向下画弧收回胸前，并同时收回左腿，还原成自然站立。此为左式，右式反之。左右调换各练习 8 次。

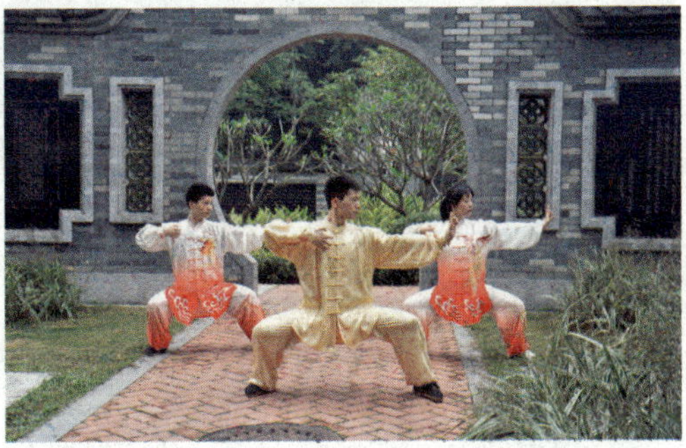

（3）调理脾胃须单举。自然站立，左手缓缓自体侧上举至头，翻转掌心向上，并向左外方用力举托，同时右手下按呼应。举按数次后，左手沿体前缓缓下落，还原至体侧。右手举，左手

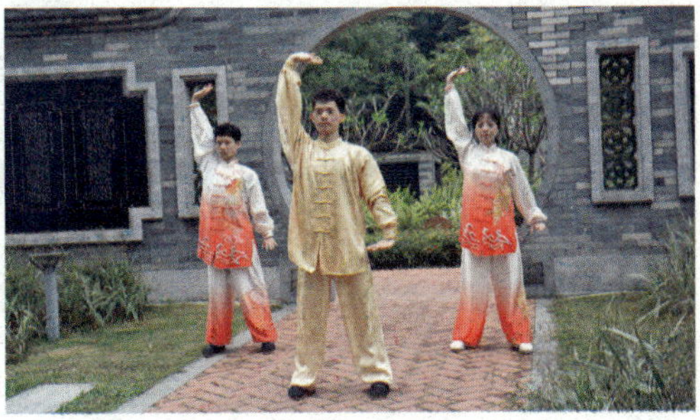

做按压动作。重复做 8 次。

（4）五劳七伤往后瞧。自然站立，双脚与肩同宽，双手自然下垂，宁神调息，气沉丹田。头部微微向左转动，两眼目视左后方。稍停顿后，缓缓转正，再缓缓转向右侧，目视右后方稍作停顿，转正。重复做 8 次。

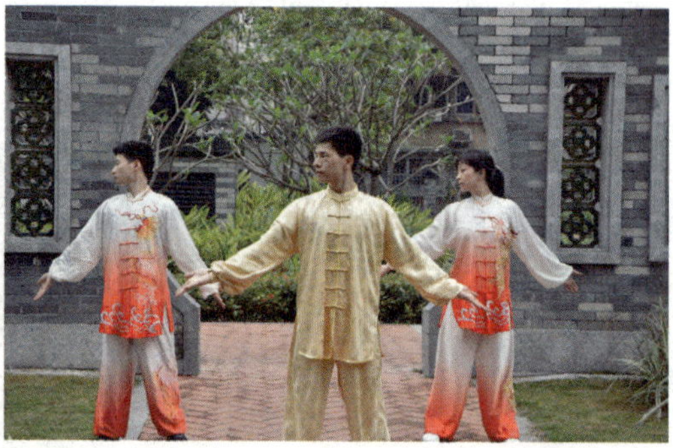

（5）摇头摆尾去心火。两足横开，双膝下蹲，成骑马步。上体前倾，稍向前探，两目平视，双手反按在膝盖上，双肘外撑。以腰为轴，头脊要正，将躯干画弧摇转至左前方，左臂弯曲，右臂绷直，肘臂外撑，头与左膝呈一垂线，臀部向右下方撑劲，目视右足尖；稍停顿后，随即向相反方向，画弧摇至右前方。重复做 8 次。

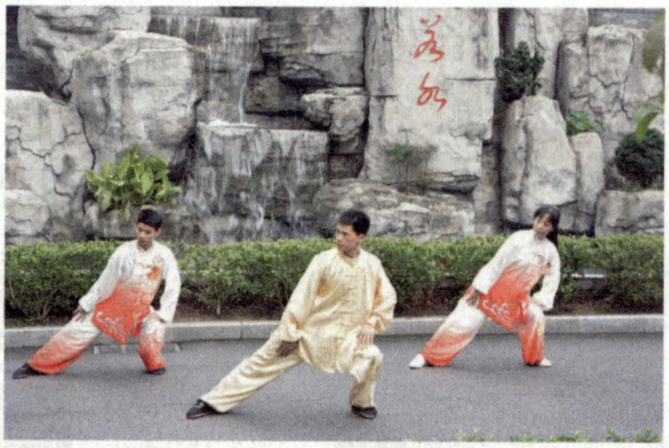

（6）两手攀足固肾腰。松静站立，两足平开，与肩同宽。两臂平举自体侧缓缓抬起至头顶上方，翻转掌心朝上，向上做托举劲。稍停顿，两腿绷直，以腰为轴，身体前俯，双手顺势攀足，稍作停顿，将身体缓缓直起，双手顺势起于头顶之上，两臂伸直，掌心向前，在自身体两侧缓缓下落于体侧。重复做 8 次。

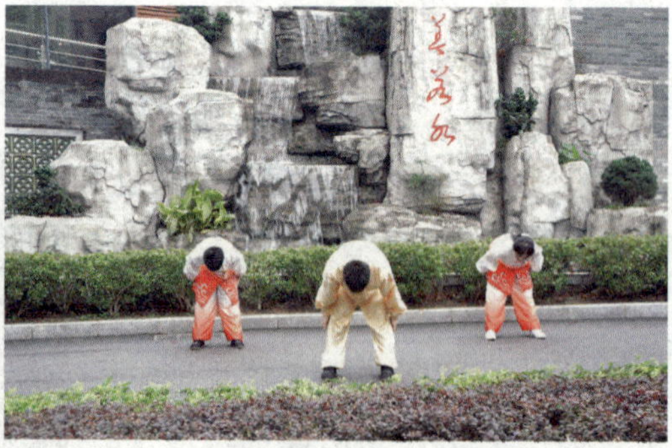

（7）攒拳怒目增气力。两足横开，两膝下蹲，成骑马步。双手握拳，拳眼向下。左拳向前方出击，顺势头稍向左转，两眼通过左拳凝视远方，右拳同时后拉。与左拳出击形成一种争力。随后，收回左拳，击出右拳，要领同前。重复做8次。

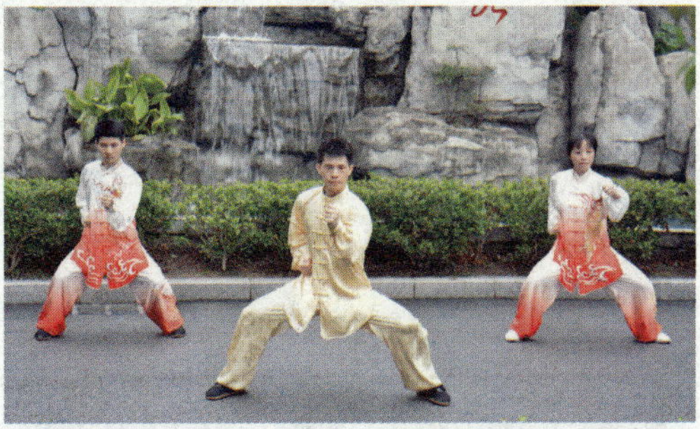

（8）背后七颠百病消。两足并拢，两腿直立，身体放松，两手臂自然下垂，手指并拢，掌指向前。随后双手平掌下按，顺势将两脚跟向上提起，稍作停顿，将两脚跟下落着地。重复做8次。

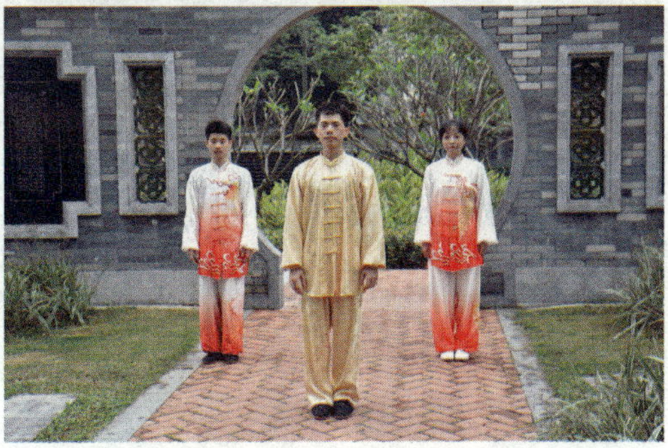

（五）五禽戏

五禽戏是一种中国传统健身方法，又称“五禽操”“五禽气功”“百步汗戏”等，是通过模仿虎、鹿、熊、猿、鸟（鹤）五种动物的动作，以保健强身的一种气功功法。相传为华佗在前人的基础上创造的，故又称华佗五禽戏。五禽戏是中国民间广为流传的、也是流传时间较长的健身方法之一，其健身效果被历代养生家称赞。据传华佗的徒弟吴普因长年习练此法而达到百岁高龄。1982年6月28日，卫生部、教育部和国家体委发出通知，把五禽戏等中国传统健身法作为在医学类大学中推广的“保健体育课”的内容之一。2003年国家体育总局把重新编排后的五禽戏等健身法作为“健身气功”的内容向全国推广。练习时，可以单练一禽之戏，也可选练一两个动作。单练一两个动作时，应增加锻炼的次数。

五禽戏是一种外动内静、动中求静、动静具备、有刚有柔、刚柔相济、内外兼练的仿生功法。锻炼时要注意全身放松，意守丹田，呼吸均匀，做到外形和神气都要像五禽。该功法适合肿瘤患者的康复治疗。肿瘤患者常练五禽之戏，可活动腰肢关节，壮腰健肾，疏肝健脾，补益心肺，从而达到祛病延年的目的。但切忌过于疲劳，要以出汗为标准，适可而止。

五禽戏的动作要领、功用

分类	模仿神态表现	基本动作	功用
熊戏	如熊样浑厚沉稳，表现出撼运、抗靠、步行时之神态，笨重中寓轻灵	熊步势，撼运势，抗靠势，推挤势	加强脾胃，增强体力
鹤戏	仿其昂然挺拔，悠然自得，表现出亮翅、轻翔、落雁、独立之神态	鹤步势，亮翅势，独立势，落雁势，飞翔势	增强肺呼吸，调运气血，疏通经络
虎戏	目光炯炯，摇头摆尾，扑按，搏斗，表现出威猛神态，要刚劲有力、刚中有柔、刚柔并济	虎步势，出洞势，发威势，扑按势，搏斗势	填精益髓，强腰健肾
鹿戏	如鹿样心静体松，姿态舒展，表现其探身、仰脖、奔跑、回首之神态	鹿步势，挺身势，探身势，蹬跳势，回首势	舒展筋骨
猿戏	仿其敏捷好动，表现出纵山跳涧、攀树蹬枝、摘桃献果之神态	猿步势，窥望势，摘桃势，献果势，逃藏势	肢体灵活

（六）太极拳

太极拳是中华民族辩证的理论思维与武术、艺术、引导术、中医等的完美结合，以中国传统儒、道哲学中的太极、阴阳辨证理念为核心思想，集颐养性情、强身健体、技击对抗等多种功能于一体，是高层次的人体文化。作为一种饱含东方包容理念的运动形式，其习练者针对意、气、形、神的锻炼，非常符合人体生理和心理的要求，对人类个体身心健康以及人类群体的和谐共处，有着极为重要的促进作用，对于慢性患者尤其适合。

肿瘤患者选择太极拳作为运动锻炼的方式有如下优点。

1. 对体力要求不高

太极拳动作柔和，患者锻炼后劳而不累，不仅利于肢体关节的保健，还对胃肠道、肌肉神经以及大脑有保健作用，长期打太极拳可提高肿瘤患者的机体免疫力，降低肿瘤复发危险。

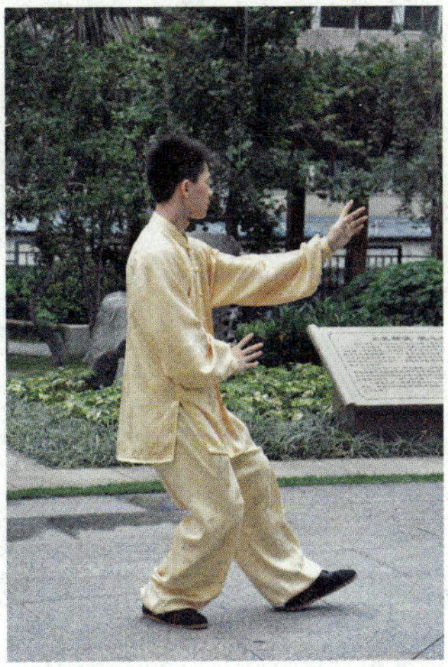

2. 提高免疫力

肿瘤患者的康复，一是需要良好的体质，二是要有良好的心态，而打太极拳不仅锻炼了身体，还陶冶了性情，使身心得到极大放松，强化了自身免疫力，进而阻止和延缓病程的进展。

3. 帮助恢复

肿瘤患者的初期康复锻炼，是在放疗、化疗后人体极度虚弱的情况下开始起步的，不能疲劳过度是第一重要的。通过太极拳这种“意动身随”“意到劲到”“以意导气”的意识体操，可慢慢调整人体的生理功能，从而增强体质，提高抗病能力，以达到强身康复的目的。

（七）其他运动

前列腺癌患者还可以选择散步或跑步，做武术柔软体操，做伸展运动，游泳、骑车或参加集体运动，踢毽子、打乒乓球等有氧运动来愉悦身心，改善人体的功能，消除一些紧张情绪，减少忧虑。

四、前列腺癌患者运动中需要注意的问题

运动健身如此重要。那么，前列腺癌患者和普通人的运动有何区别呢？运动时都应该注意些什么呢？ 运动疗法中，有的患者收效明显；有的患者得益不多；有的由于过量蛮干，反而导致病情加重。从临床实践出发，前列腺癌运动健身中应注意下面几个方面的问题。

（一）安排好时间

每天以早晨锻炼为佳，此时空气新鲜，精力充沛，全身肌肉器官也已得到充分休息，运动效果较好。不能到室外进行锻炼的，可以在室内或床上随时安排锻炼项目。

（二）循序渐进

掌握活动量，不能操之过急。活动量要由少到多，渐次增加，适可而止。采用运动养生，并非一朝一夕就见成效，需要一定的时间才能显现出来。流水不腐、户枢不蠹，生命在于运动，坚持长期锻炼十分重要。

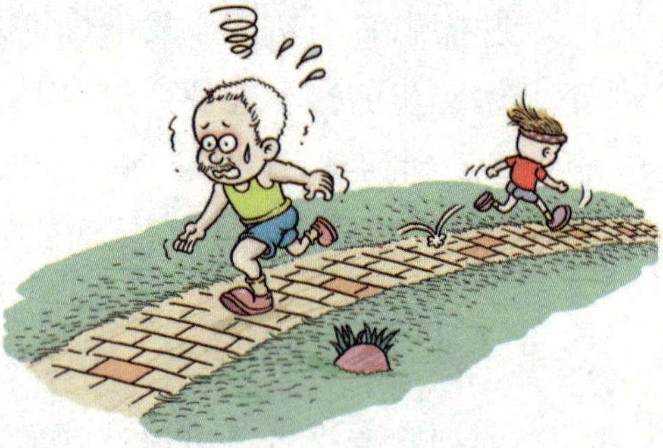

（三）量力而行

在参加体育锻炼之前，要充分了解自己的身体状况和处于治疗的哪一个阶段，然后根据情况，选择自己喜欢的、适合自己状况的运动项目；在参加体育锻炼的过程中，要善于自我观察，防止出现不良反应，

并定期复查身体，以便调整锻炼方法。需要注意的是，如果遇到体温升高，癌症病情复发，某些部位出现出血倾向，白细胞低于正常值等情况时，最好停止锻炼，以免意外发生。在患者进行体育锻炼期间，最好有家属陪护，以便能及时给予相关处理。

（四）注意运动的效应和并发症

在运动中，一旦有头晕、心慌、气短等不适症状，应及时停止运动，做好休息，严重时应该返院复诊；如在运动期间发现患者食欲差、失眠、体重明显下降、脉搏超过原来的30%，这可能是锻炼过度引起或者有其他疾病，应该酌减运动量。一定要根据患者自身状况合理安排运动进度，切不可超负荷运动。

五、防治前列腺癌多听听音乐

优美的音乐可以使人心情愉悦，对于正在生病的人，音乐可以稳定情绪、缓解紧张，甚至减轻疼痛。音乐疗法能提高人的生存质量，促进人的身心健康，在防治前列腺癌等恶性肿瘤、肿瘤的康复治疗中发挥着越来越重要的作用，尤其是应用在那些对音乐较爱好或擅长的患者，因为他们对音乐敏感，易产生共鸣。

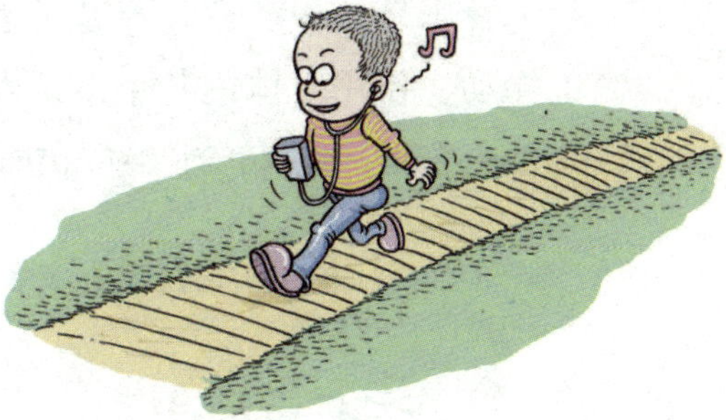

（一）音乐对人体的身心健康大有裨益

1. 音乐对人体生理功能的影响

音乐能通过大脑边缘系统调节躯体运动及自主神经、大脑皮质功能，并刺激网状结构提高或降低中枢神经系统的活动水平，对人体产生良好的影响。

2. 音乐提供一个发泄情绪的方式

现代医学明确指出，人的心理因素在疾病的发生发展中起着很大的作用，如情绪的过分压抑，是许多疾病发生的主要原因。心理因素与肿瘤发生有着内在必然的联系。保持情绪平衡的一个有效方法就是表现出来，音乐就能满足人的这一需要，为人提供一个情绪发泄的方式，使其最终平静下来。

3. 通过音乐交流情感

疾病使人与外界的交流出现障碍，而通过音乐可使人产生丰富的联想及表现情感，达到改善与外界交流的目的。音乐也是现实和非现实、意识和无意识之间的一条桥梁，通过想象、平衡及满足人的情感，达到治疗作用。

4. 音乐是一种物理能量

音乐是一种声音，声音是声波的振动，是一种物理能量。一定声波的振动，作用于体内各个系统发生同步的和谐共振，产生一种类似细胞按摩的作用，使其产生兴奋和抑制，从而达到降压、镇痛的目的。

（二）音乐治疗的分类

1. 主动性音乐治疗

患者自己主动地唱歌、跳舞或演奏称为主动性音乐治疗。主动性音乐治疗可使患者放松情绪、舒缓神经，逐步建立适应外界的能力。

2. 被动性音乐治疗

被动性音乐治疗是让患者感受音乐、欣赏音乐，简而言之就是听音乐。通过音乐的旋律、节奏和声、音色等因素来影响人的神经系统，达到治疗的目的。被动性音乐治疗非常适合于肿瘤患者的需要。但在音乐的选择上要格外注意，应选择内容健康、节奏明朗、旋律优美、声音和谐的音乐。还要根据患者的具体情况对症应用，包括患者的个性、职业、修养、情绪状态等都要考虑进去，从而选择合适的曲子来适应患者的情绪。一般古典音乐、浪漫音乐及一些民歌对人有益；较伤感的音乐不能用于抑郁、悲伤的患者；而节奏快、兴奋的曲子不能用于焦虑及高血压的患者。

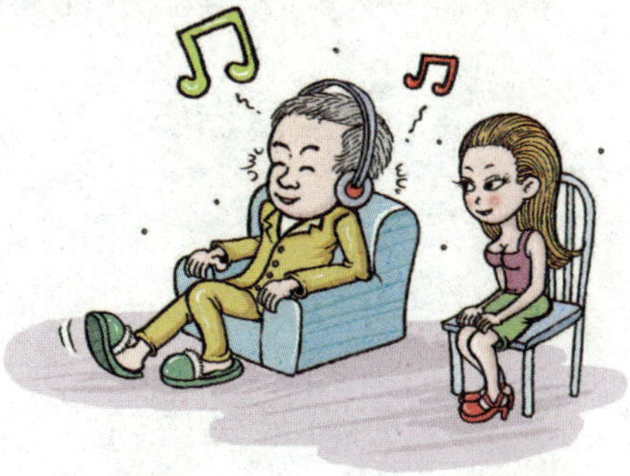

3. 综合性音乐治疗

综合性音乐治疗就是将音乐与其他方法相结合来调节患者情绪的方法，如国内的音乐导引气功疗法、音乐电疗法，国外的音乐心理疗法等。

音乐治疗对众多的身心疾病均有效，综合各方面研究结果发现，采用听放松性音乐的方法，对肿瘤患者在整个的治疗、康复中起着有效的辅助调节作用。

（三）根据治疗功效选择音乐节目

1. 抗焦虑、制怒类

具有抗焦虑、制怒功能的乐曲有：《春风杨柳》《江南好》《同舟共济》《星期六的晚上》《化蝶》。

2. 抗抑郁、振奋精神类

具有抗抑郁、振奋精神功能的乐曲有：《祝你快乐》《春天来了》《心花怒放》《喜洋洋》《命运交响曲》《祝你幸福》《蓝色狂想曲》。

3. 治疗失眠、多梦类

具有治疗失眠、多梦功能的乐曲有：《梦幻》《摇篮曲》《绿色小夜曲》《醉夜》《大海一样的深情》《春江花月夜》《二泉映月》。

4. 增强食欲类

具有增强食欲功能的乐曲有：《餐桌音乐》《欢乐舞曲》《北国之春》《花好月圆》《花谣》。

5. 解除疲劳类

具有解除疲劳功能的乐曲有：《假日的沙滩》《矫健的步伐》《锦上添花》。

聆听音乐时应全身心投入，从音乐中寻求感受。每次时间在 30～60 分钟为宜，音量不要过大，要经常更换曲目，以增加注意力和兴趣，避免疲劳和厌倦情绪。

六、防治前列腺癌要按时作息

冰岛大学的研究人员以 2 100 多名 67～96 岁的男性为对象，研究睡眠对前列腺癌风险的影响。结果发现，睡眠不好的人罹患前列腺癌的风险，是没有睡眠问题者的 1.6～2.1 倍，睡眠问题包括难以入睡、夜间易醒、晨醒过早等。

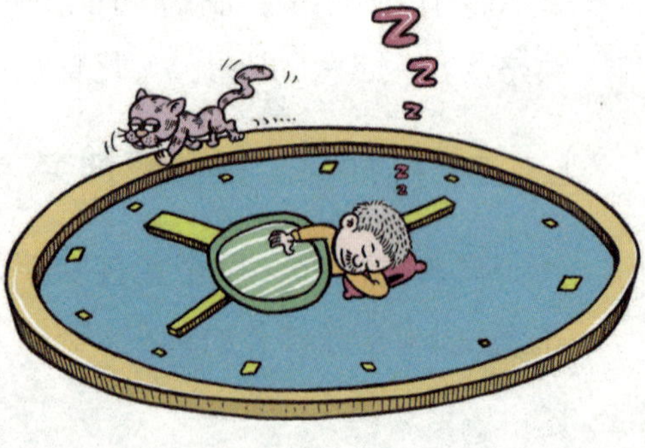

中医经典《素问·四气调神大论篇》就指出，正常养生应该遵守“春三月……夜卧早起，广步于庭，被发

缓形，以使志生……夏三月……夜卧早起，无厌于日，使志勿怒……秋三月……早卧早起，与鸡俱兴，使志安宁……冬三月……早卧晚起，必待日光，使志若伏若匿……”防治肿瘤，人们要尽量遵循以上的休息时间，保证6～8小时的睡眠时间。保证睡眠质量，可以来个子午觉，更加可以保持精神饱满。睡眠每被剥夺3小时，体内的淋巴细胞数量会减少20%，从而使免疫力受到人为的损害。人生有1/3时间是在睡眠中度过的，故保持睡眠的质量对提高机体免疫力非常重要。因此，为了健康和减少肿瘤的发生，人们平时应注意按时入睡，保证睡眠时间。

睡眠困难，睡眠质量不高，整个人体的抵抗力和免疫力都会下降，同时也容易让前列腺受到细菌的侵袭。如果经常熬夜与抽烟喝酒、上网、久坐等危险方式相加，危害会更大。

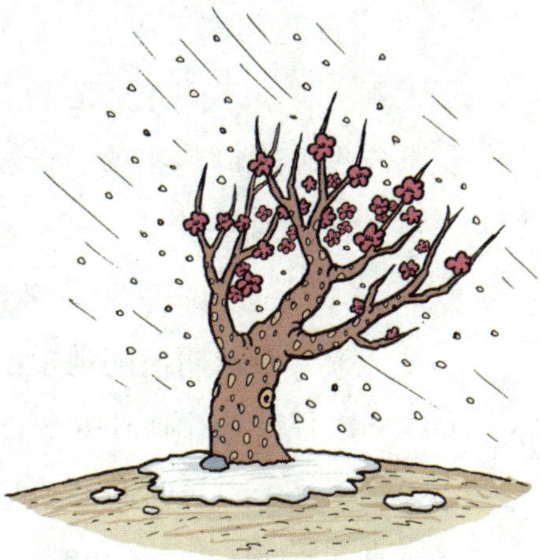

因此，无论是健康人群，还是已经患前列腺癌的患者来说，防治前列腺癌，就要按时作息。

在放疗、化疗等治疗期间，要按照时间规律正常作息，这样有利于增强免疫力。如时逢冬季，冬日阳虚阴盛，室内外温差比较大，晚上寒邪重，最好早睡、晚起，睡觉的时候，被子要盖住双肩与双足；一定要严格遵守作息时间，等太阳升起，阳气上升时再出门，出门时也要注意保暖；中午可以小睡一会，但时间不要过长，免得影响夜晚的正常睡眠，导致失眠。需要进行康复锻炼的，一定要根据自己的病情和身体状况，选择太阳已经完全升起以后进行，同时要选择空气流通好、人比较少的地方，如果锻炼时出了汗，一定要及时更换内衣，防止感冒。

七、定期体检复诊，远离肿瘤

前列腺癌一般在早期很难发现，很容易让人忽视。因此，在经常做身体自我检查的同时，也要定期到医院进行全身体检。尤其有家族前列腺癌病史或本身有肿瘤病史的人要格外注意，防止疾病转移到身体其他部位。

前列腺癌可以通过防癌筛查早期发现、早期诊断、早期治疗，效果大不一样。不同年龄段的人要有针对性地进行筛查。40 岁以上男性每年都应做一次肛门指检、前列腺特异抗原检查和前列腺彩超检查，以便及早发现前列腺癌。

对于前列腺癌患者来说，定期复诊是非常必要的。前列腺癌等肿瘤是一类需要长期追随观察治疗的疾病，经一次住院治疗往往并不能治愈，而需要几年甚至更长时间的治疗、康复，才能真正治愈。许多肿瘤经过有效治疗后，病情得到了缓解（完全或部分缓解）和控制（稳定），但是并不等于痊愈。一般人认为肿瘤过五年不复发或转移就算没事儿了，这是不正确的。只能说随着治疗后生存年数的增加，肿瘤的复发或转移的机会就越来越小，但不能说完全没事了。

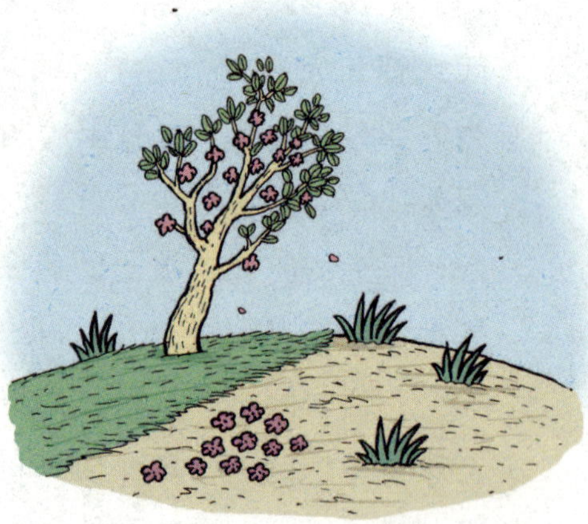

就前列腺癌来说，很多患者经过积极治疗，很快出现好转症状，甚至肿瘤病灶完全消失，看起来效果很好。但这还不算治愈，只能认为

病情得到缓解和控制，因为残留在体内的肿瘤细胞经过一段潜伏时间，可在一定的内因和外因作用下重新增殖而复发。为了防止肿瘤复发，肿瘤的治疗时间都比较长，一般需要两到三年或更长，经过治疗后生存时间超过五年又无任何复发迹象者，可认为治愈，但并不等于万事大吉，从此可以高枕无忧了。有些患者在五年之后，甚至十几年、几十年之后还可出现复发或远处转移。所以，在肿瘤治疗后应该长期与医生保持联系，定期复查。

附　　录

林丽珠教授教你如何煎中药

文 / 黎丽花　医学指导 / 林丽珠

“教授，这个中药要怎么煮？”“教授，煎药是不是三碗水煎成一碗就好了？”“教授，这个中药是一天吃一次，还是一天吃两次呢？”“教授，吃您的中药是不是不能吃鸡和萝卜啊？”煎煮汤药是由患者家属完成的，也是影响疗效的重要一环。无论在病房，还是在门诊，经常有人这么咨询。

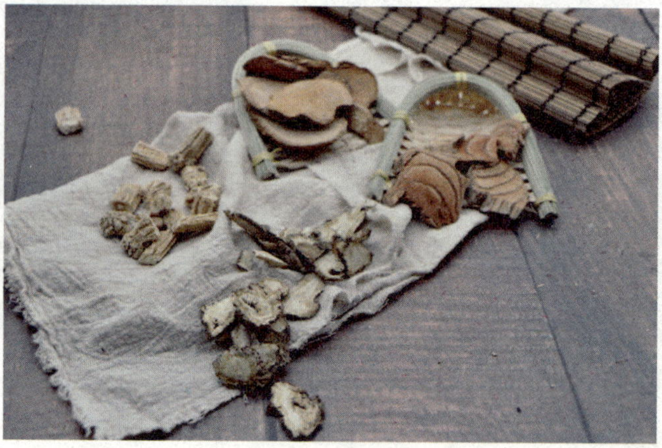

“汤者，荡也，去大病用之。”虽然中医药是我们的国粹，但其实对于如何煎药，很多人还是不懂的，或者是一知半解的。究竟要如何煎药呢？煎煮中药时又有哪些技能需要注意呢？服用中药又有哪些需要忌口呢？林丽珠教授接下来将一一为你解答，指导你如何熬好中药，提高中医药的临床疗效。

如何选择煎药器皿？

林丽珠教授说：中药汤剂的质量，与选用煎煮器具密切相关。

李时珍《本草纲目》中提到："凡煎药，忌铜铁器。"砂锅是从古沿用至今的传统煎药器具，现在应用广泛的紫砂药壶不但保留砂锅的优点，而且加热速度更快，清洗更方便。

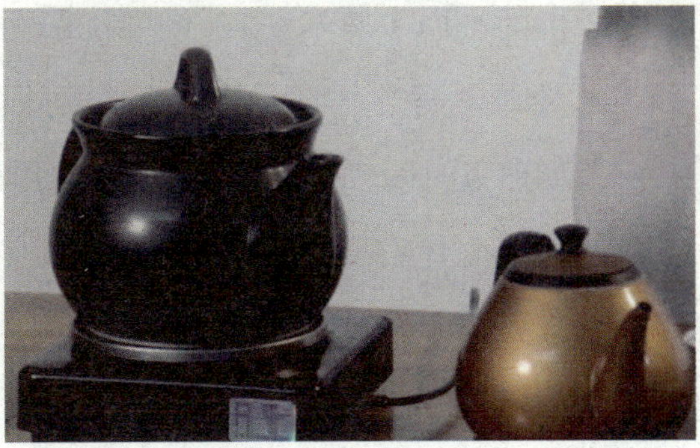

如何提前漂洗、浸泡中药？

有些患者常会像洗菜一样清洗中药，其实中药材一般无须淘洗。如要清洗，也只需用水漂洗一下即可，以防药材中的有效成分丢失。

中药煎煮前应先浸泡 10～20 分钟。若处方以植物药材为主的，浸泡 5 分钟即可；而以矿物、动物、甲壳类药材为主，浸泡时间可适当延长，但一般浸泡时间最长不超过 30 分钟。

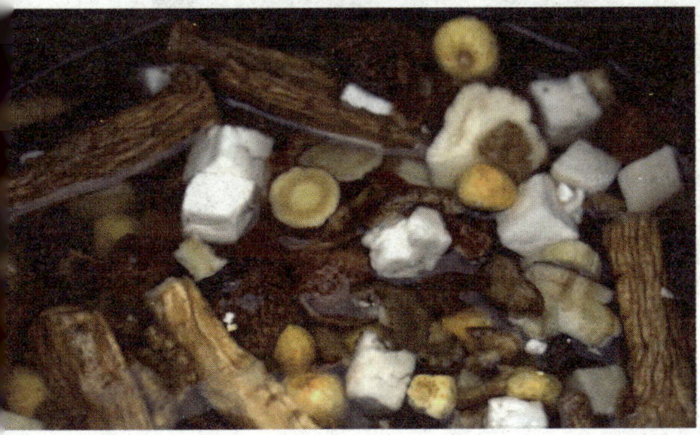

林丽珠教授特别提醒患者，浸泡时间不是越久越好，否则会引起药材变质。浸泡时多用凉水，甲壳类坚硬药材可适当用温水浸泡。

如何煎煮中药？

林丽珠教授说：一般一剂中药煎煮一次药材有效成分提取并不完

全，故以煎煮两遍为佳。对于药量较大的处方，可再煎第三遍，尤其是滋补药以及材质较为坚实者。

煮第一遍时，把药物倒入药锅内摊平，加水浸透，轻压药材时水高出药平面1厘米左右（大约是轻压药材后对齐手的平面）。第二遍用水量则少一些，加水至中药平面即可。如药材质地坚实，加水量可稍多；如煎煮时间较短，水量淹没药物即可。

清代石寿棠曾说："欲其上升外达，用武火；欲其下降内行，用文火。"因此，煎煮药物的火候需要讲究。现一般采用先武火（大火）煮沸，水沸后改用文火（小火），此时开始计算煎煮时间。

古人云："制药贵在适中，不及则药效难求，太过则气味反失。"煮药和做饭一样，用心烹饪自然美味，用心煎煮才是良药。

一般头煎需30～60分钟，二煎需30分钟左右。若为感冒药或清热药宜用武火，煮沸时间为15～20分钟即可，温服。若为补益药，煎煮时间可延长至60分钟左右，温服。煎液量成人为200～300毫升，儿童为50～150毫升。煎煮好的中药要趁热滤出，避免有效成分沉淀在药渣上。如不小心把药物煮干或煮焦了，不能再服，因为产生了一些有毒物质。

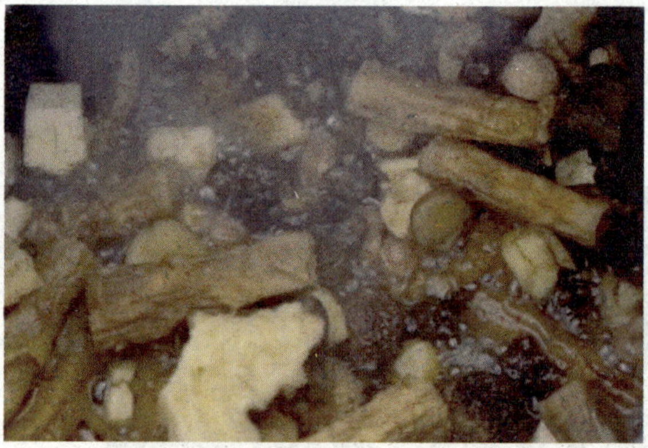

特殊药物煎煮有小贴士吗？

处方中有时会标注一些特殊药物的煎煮方法。

先煎：如煅龙骨、煅牡蛎、醋鳖甲、醋穿山甲、龟甲、石决明等矿物、贝壳、甲壳类药需加水用文火先煎30～60分钟，煎煮过程中经常搅拌以防粘锅。川乌、附子、草乌等一些毒性较大的药物，则需先煎1～2小时减毒，此时水量亦要适量增加，用后器具应反复擦洗，或煮过再用。

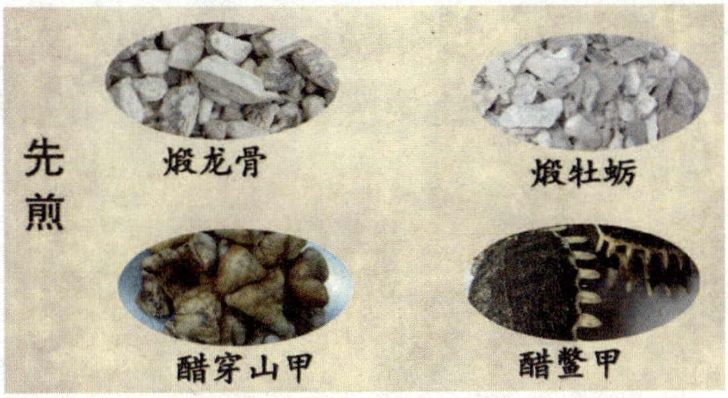

后下：如砂仁、豆蔻、鱼腥草、苦杏仁、徐长卿、木香、降香等药宜后下。在其他药煎煮以后，停火前将其纳入稍焗即可，尤其是芳香类药材，如木香、降香、砂仁等。

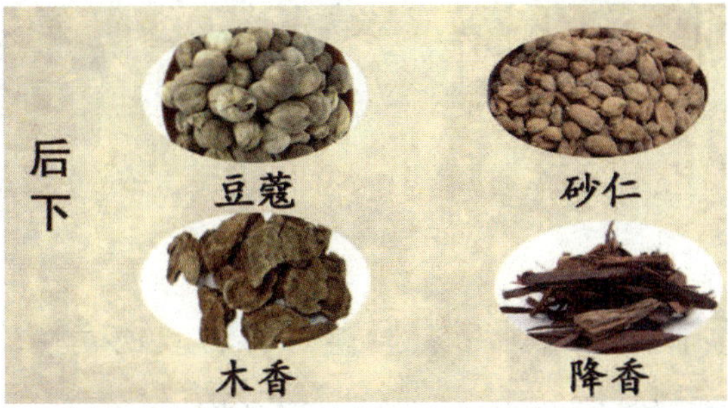

包煎：先将药物用纱布包好再放入药锅内。包煎主要是为了防止粘锅及刺激咽喉，包煎时药袋应尽量松一些。

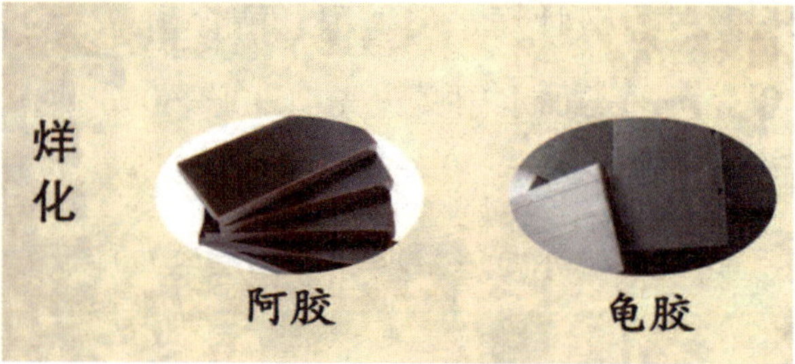

烊化：阿胶、鹿角胶、龟胶、饴糖等需要另放入容器内隔水炖化后，再兑入其他药物同服；或直接用煎好的药液溶化后服用，注意要勤搅拌。

何时服药最相宜?

至于服药的时间，林丽珠教授主张两次煎煮的中药混合之后，分两次于两餐中间服用，即上午 10 点左右、下午 3 点左右各一次，以免空腹服药或饭前服药影响胃口。

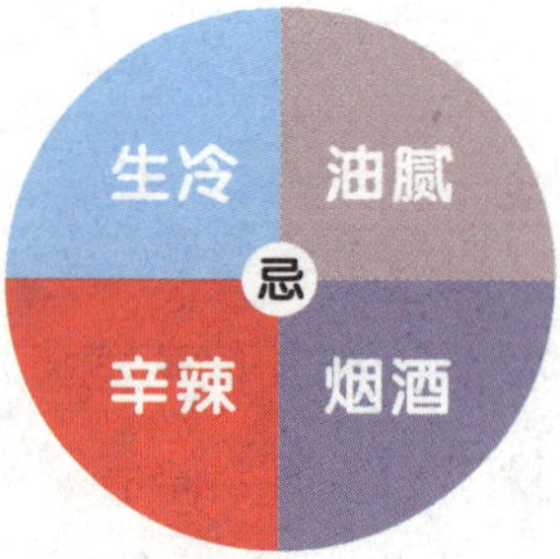

服用中药期间，饮食方面应忌食生冷、油腻、辛辣，忌烟酒；黄疸、痈疽等忌食鱼、虾等腥膻食物；水肿患者应忌食盐；贫血时应忌饮茶；肿瘤患者除以上禁忌外，还应忌食羊肉、狗肉。

以上所讲为中药服法的一般概述，有时应视病情轻重、患者正气强弱、个别药方特定煎法不同而不同，不必拘泥。

后　记

目前肿瘤已经成为多发病、常见病，死亡率居高不下，严重危害人民的身心健康，给个人、家庭、社会带来沉重的经济负担，许多民众“谈癌色变”。防治肿瘤已成为世界医学领域乃至全社会亟须解决的重要问题和迫切任务。

全球癌症负担正以惊人的速度不断加重，世界卫生组织（WHO）《全球癌症报告 2014》调查资料显示，2012 年全球逾 1 400 万人罹患恶性肿瘤。专家预测：癌症将由 2012 年的 1 400 万人，逐年递增至 2025 年的 1 900 万人，到 2035 年，将可能达到 2 400 万人，即 20 多年时间将增加约七成，平均每 8 个死亡病例中就有 1 人死于癌症。而在我国，2015 年肿瘤新发患者 429.2 万人，死亡人数已达 281.4 万人，肿瘤防治刻不容缓。

当前我国经济的快速增长与医疗发展不平衡，民众对肿瘤防治知识的认识却并不充分，远远达不到卫生部在《中国癌症预防与控制规划纲要（2004—2010）》中提出的“对癌症主要危险因素的人群知晓率达到 50%”的目标要求，常导致肿瘤患者未能得到及时的诊断和治疗，这些也为医患关系埋下隐患。

近年来，恶性肿瘤的预防、诊断、治疗有了长足的发展，广州中医药大学第一附属医院肿瘤中心主任林丽珠教授逐步创出一条立足中医、中西结合挑战癌症的新路，其团队摸索出益气除痰法治肺癌、保肝抑瘤法治肝癌、祛瘀解毒法治肠癌等治疗方案。广州中医药大学第一附属医院肿瘤中心从一片空白发展到如今拥有 189 张床位，在全国同行中处于领先地位，称得上华南地区首屈一指的临床重点专科。

为了普及肿瘤防治知识，林丽珠教授积极响应政府号召，时刻紧扣“肿瘤防治”这个时代命题，从多年的临床实践出发，带领众多弟子，集思广益、群策群力，历经3年，数易其稿，终成“健康中国——中医药防治肿瘤丛书”。

本套丛书从临床实践出发，理论联系实际，就肺癌、大肠癌、肝癌、鼻咽癌、食管癌、胃癌、胰腺癌、乳腺癌、卵巢癌、宫颈癌、前列腺癌、淋巴瘤等12种常见的癌种，从“医师”（医药防治）、“厨师”（食物防治）、“禅师”（心理防治）和“行者”（起居保健）四个方面，进行深入浅出的剖析，用生动有趣的语言，将深奥难懂的肿瘤防治知识变得通俗易懂，让民众可以更加科学地了解肿瘤防治知识。

本套丛书以科普为基础，以实用为目的，涵盖中西医防治肿瘤的各个领域，结合多年的临床实践，重点突出中医特色，将简单实用、独具特色、疗效显著的中医药诊疗技术科普化、通俗化，内容突出科学性、可读性，可供普通群众、医学生以及医务人员等参考。

本套系列丛书的编写分工如下：《三师而行，远离肝癌》林丽珠、肖志伟、陈壮忠，《三师而行，远离肺癌》林丽珠、余玲，《三师而行，远离大肠癌》林丽珠、肖志伟、左谦、余榕键，《三师而行，远离鼻咽癌》林丽珠、李佳殷，《三师而行，远离食管癌》林丽珠、张少聪、蔡陈浩、陈壮忠，《三师而行，远离胃癌》林丽珠、林洁涛、陈壮忠、付源峰，《三师而行，远离乳腺癌》林丽珠、胡蓉，《三师而行，远离胰腺癌》林丽珠、林洁涛、陈壮忠，《三师而行，远离宫颈癌》林丽珠、孙玲玲，《三师而行，远离卵巢癌》林丽珠、孙玲玲，《三师而行，远离前列腺癌》林丽珠、陈壮忠、朱可，《三师而行，远离淋巴瘤》林丽珠、张景涛、翟林柱。感谢国医大师邓铁涛教授为丛书赐序。感谢研究生黎丽花、邬谨鸿、安博等为丛书的编写提供了诸多协助。

编　者

2018年6月